国家药品不良反应监测中心推荐

Practical Aspects of Signal Detection in Pharmacovigilance

药物警戒信号检测实践

CIOMS VIII 工作组报告

杨 威 编译

天 津 出 版 传 媒 集 团
天津科技翻译出版有限公司

图书在版编目(CIP)数据

药物警戒信号检测实践 / 杨威编译. —天津:天
津科技翻译出版有限公司,2018.11(2024.4重印)
　ISBN 978-7-5433-3879-1

　I.①药… II.①杨… III.①药品检定 IV.
①R927.1

中国版本图书馆 CIP 数据核字(2018)第 208040 号

出　　版:天津科技翻译出版有限公司
出 版 人:刘子媛
地　　址:天津市南开区白堤路 244 号
邮政编码:300192
电　　话:(022)87894896
传　　真:(022)87895650
网　　址:www.tsttpc.com
印　　刷:三河市华东印刷有限公司
发　　行:全国新华书店
版本记录:710×1000　16 开本　10.5 印张　200 千字
　　　　　2018 年 11 月第 1 版　2024 年 4 月第 2 次印刷
　　　　　定价:68.00 元

编译者名单

(排名不分先后)

编译 杨 威

主审 李馨龄 董 铎 吴桂芝

译校人员(按姓氏汉语拼音排序)

董 乐 范乔育 高 健 郭 蕾 韩 澎

蓝丽丽 李承霖 李 明 刘 瑞 孟 渊

任肖玉 万帮喜 王晶晶 王景艳 吴春华

夏郁松 叶小飞 赵 璐

Acknowledgement

PVinChina is gratefully acknowledged for its generous support to make this official CIOMS publication available in Chinese.

Council for International Organizations of Medical Sciences

致谢

衷心感谢"PVinChina 小组"为 CIOMS 报告中文版官方出版发行所做出的努力。

国际医学科学组织委员会

中文版前言

药物警戒是发现、评价、理解和预防药品安全相关问题的科学与活动。对于药物警戒"活动"，相关法律法规进行了规范；作为一门科学，国际上公认的权威组织 CIOMS（国际医学科学组织委员会）制定有一系列的指南文件。CIOMS 是一个国际性的非政府、非营利组织，由世界卫生组织和联合国教科文组织于 1949 年联合创立，在整个生物医学科学领域有着广泛的代表性。由 CIOMS 撰写发布的 CIOMS I 到 X 报告被公认为药物警戒领域的经典文献。该报告中诸多的定义、原则和理念已被包括 ICH 在内的多个国家药品监管机构引入当地的药物警戒法规体系。

鉴于 CIOMS 报告在药物警戒领域的重要性和权威性，学习研究这些报告对我国药物警戒工作的开展有着十分重要的意义。对这些英文报告的翻译可以使国内从事药物警戒或相关工作的人员，特别是基层人员能够跨过语言的障碍直接学习国际最先进的药物警戒理论知识，进而促进我国药物警戒工作向更高科学水平发展。

《药物警戒信号检测实践》是整个 CIOMS 报告翻译项目的第一本译著。本书的翻译出版得到了 CIOMS 组织的官方授权，并得到了企业界和学界热衷于推进药物警戒事业发展的人士［"药物警戒在中国"（PVinChina）小组］的热烈响应和积极参与。为确保本书能准确地呈现原报告的内容和精髓，译者及审校人员对全书内容进行了多轮的仔细审校，付出了大量辛勤的工作。在此向所有为本书的最终出版发行付出辛勤汗水的人员致敬！也希望在大家的共同努力下，后续更多的国际指南中文译本能陆续、尽快呈现给国内的药物警戒从业者。

中国已加入 ICH，并已成为管委会成员，中国的食品药品监管正在以越来越昂扬的姿态行走在国际舞台。同时，随着药品上市许可持有人制度稳步推进，不良反应直报制度的实行，药品上市许可持有人除必须保证药品生产、流通环节的质量安全外，更要加强药品不良反应监测和使用环节的风险管理，尽快提升获取数据、发现风险信号的能力。相信此书的出版定能给国内的药物警戒信号检测工作以有益的指导，从而为药品上市许可持有人实践药物安全主体责任，更好地服务于公共健康发挥积极作用。

国家食品药品监督管理总局
药品评价中心
国家药品不良反应监测中心

杨威

前言

近年来，公众对快速识别和迅速管理新出现的药物安全问题的期望迅速增长。同时，不良事件报告系统从纸质报告发展为电子录入，快速的数据传输形成了大数据集，可以让制药企业、监管机构和其他公共卫生机构能够进行复杂的分析与查询。

这两个驱动因素为药物警戒科学家、信息技术专家和统计专家创造了良好的环境，使他们得以联手合作，找到新的方法在这些大量且快速增长的数据集中检测信号，并进行妥善管理。基于上述令人振奋的进展，本书着重阐述其对于药物警戒从业人员实践的影响。

本书的主要目的是为那些考虑如何加强药物警戒系统及实践的人员提供详尽的资源，并给出实操性的建议。但本书没有指明即时的解决方案。解决方案的提出必然是要针对具体情况，而且需要仔细考虑当地的需求。然而，CIOMS Ⅷ工作组确信将信号检测方法以及信号管理明确的方针结合起来将加强现有系统。

最后，考虑未来的发展，本书还预测了若干新进展，包括更广泛应用于个例报告以外的其他类型数据的技术手段。药物警戒系统的最终检验是证实公共健康的确获益，在这个检验中，信号检测系列方法需要确保所有利益相关方的期望得以实现。

中文版序

继翻译欧盟法规文件 GVP 以后，翻译 CIOMS 系列报告成为了又一次尝试。如我们曾经提到的，解决大家日常工作中常遇到的问题，而能回答大家的问题并能给出科学的建议的，莫过于指南文件。此次，这个由业内志愿者组成的 PVinChina 小组，在这个道路上继续前进，为本书的翻译出版默默无闻地做着贡献。

此书最终能够出版首先需要感谢 CIOMS 组织的官方授权，同意我们翻译并出版此书。CIOMS（国际医学科学组织委员会）是一个国际性的非政府、非营利组织。CIOMS 撰写的研究报告、科学指南在行业中具有权威的意义。英文版的 CIOMS 报告可以在其官网购买，而中文版的发行，必将有利于国内的从业者学习与理解。出版此书能帮助大家更科学地了解信号管理的整个过程，由信号管理到说明书的更新，风险沟通和风险最小化措施，以及可能的其他监管行动，从而保障患者的用药安全。

指南文件需要被认可，才有其真正的价值，非常感谢国家药品不良反应监测中心的领导与专家对此书的重视与支持，并对此书的官方推荐。国家中心的专家从科学监管的角度，对译本进行了全文的审校与修订，从整体方向的把握到细节专业的审核，体现出了药物警戒的专业性以及对读者负责的态度。

其次，我们希望感谢所有参与此书策划、翻译、校对、组织协调的人员。感谢大家的辛勤付出以及字斟句酌的审校工作。高质量的译本来自于对细节的挑剔与认真。翻译与校对人员来自于制药企业、监管部门(不良反应监测中心)以及学术机构,犹如药物警戒工作的开展,多方的共同参与,是药物警戒工作开展的必备条件。

药物警戒之家(PVinChina)作为一个自发形成的学习与分享药物警戒知识的小组,将继续努力,尽力所能及之力,在各位领导、专家带领下将继续翻译、引进国际的指南文件,从而为国内的企业、专业人员提供专业的方法。

希望我们所做的每一步,对于公众用药安全都是有益的!

PVinChina

致谢

国际医学科学组织委员会衷心感谢第Ⅷ工作组的成员对本报告所做出的贡献。药监机构、制药公司、研究机构与其他组织为本报告的出版慷慨地提供了专家意见与资源方面的支持，我们在此一并表示由衷的感谢。各成员积极参与本报告的讨论、起草、修改与审阅，使得工作组取得了整个项目的圆满成功。

对于那些主持第Ⅷ工作组会议的成员，在此特别感谢你们的奉献精神及卓越领导。国际医学科学组织委员会在此感谢每场会议书记员做出的专业贡献。

特别值得一提的是由 June Raine, Philippe Close, Gerald Dal Pan, Ralph Edwards, Bill Gregory, Manfred Hauben, Atsuko Shibata, June Almenoff, Lynn Macdonald 和 Stephen Klincewicz 博士等组成的编辑组。我们借此机会对 June Raine 博士能担任本报告最终版主编表示特别的感谢。

感谢国际医学科学组织委员会/世界卫生组织的工作组对于"附录五：疫苗和药品信号探测需要考虑的几点不同"所做出的贡献。

感谢外部高级专家的宝贵建议，这些外部专家包括 Stephen Evans 教授、Toshiharu Fujita 博士、David Madigan 博士、Niklas Norén 博士、Hironori Sakai 博士、Saad Shakir 教授、Hugh Tilson 博士以及 Patrick Waller 博士。

日内瓦，2009 年 12 月

Gottfried Kreutz,
Dr. med.; Dipl. –Chem.
Secretary–General, CIOMS

Juhana E. Idänpään–Heikkilä,
MD, PhD, Professor
Senior Adviser, CIOMS

目录

I

国际医学科学组织委员会第Ⅷ工作组简介及其工作范围

世界卫生组织在 2002 年将药物警戒信号定义为"不良事件与药物间可能存在因果关系的信息，这种关系是以前未知的或未完全记录的。通常，产生一个信号需要不止一个病例报告，这取决于事件的严重性和报告信息本身的质量"[1]。这个定义很好地应用于药物警戒领域，因为不良事件的大多数信息来自医生和患者提交的在医疗过程中发生的个例报告。然而，近年来药物安全性信息来自各种途径，不仅包括自发报告数据库，也有来自电子病历、行政医疗数据库和临床试验的数据。由于这些趋势，信号检测的本质以及信号本身的性质已经改变。CIOMS Ⅷ项目的开展就是为阐明药物警戒中信号检测本质的演变。

CIOMS Ⅷ报告目的是为了向制药企业、监管机构、国际监测中心和各方人士提供有用的要点，帮助其建立或理解一个系统性和整体性策略的结果，从而更好地管理药品安全信号的整个"生命周期"。这个生命周期包括信号检测、信号优先排序和信号评估。如果药品安全信号的评估确定了一个新的药品不良反应，那么此阶段安全信号生命周期管理将侧重于产品处方信息的更新，以及可能导致的其他监管措施，包括进一步的风险沟通和风险最小化措施。

药品安全信号并不是一个新的概念。实际上，近 40 年来它一直是药物警戒活动的基石。然而，随着每年更多药物被批准上市，随着使用药物的人数的增长，使向制药企业和政府报告的不良事件数量也在增加。对纸质报告进行人工审查的模式也不再可行，虽然这是早期富有成效的药物警戒系统的基础。现代药物警戒系统每年接收几十万份报告,并且有包含数百万份不良事件报告的数据库,必须要能够采用高效且主动的方式进行检测、优先排序和信号评估。为达成此目的,就需要一个系统性方法,将统计和分析方法以及良好的临床判断相结合。

在目前的药物警戒领域中,此系统性方法主要广泛应用于被动监测系统收集疑似药品不良反应自发个例报告的信号检测、优先排序和评估中。因此,CIOMS Ⅷ工作组的职责重点在于探索如何将这些主动方法运用于自发个例报告的被动监测系统中,并为此提供实用、有侧重的和及时的信息。尽管本报告不会以同样的篇幅介绍将主动监测方法应用于其他非自发来源的上市后数据(包括医保数据的大型链接数据库、电子病历数据库、患者登记数据、处方事件监测研究、对照病例监测研究和随机临床试验数据的累积 Meta 分析)的信号检测、优先排序和评估,但是在本报告概述了该领域的最新进展。尽管在这些数据库中运用系统性方法进行信号检测尚不完善,但预计在未来几年它们的应用将变得越来越重要。为此,我们讨论这一主题,给读者提供一个框架,以便理解未来几年内预期会出现的进展。

虽然随机临床试验数据通常认为来自于上市前,但在上市后也经常累积大量随机临床试验安全性数据。来自上市前和上市后随机临床试验的数据可以合并在累积 Meta 分析中,以阐明上市前人用安全性数据库因为样本量不足(缺少统计效能)而不能检测的之前未被发现的药品不良反应[2,3]。读者若对此主题感兴趣,请参阅 CIOMS Ⅵ报告,该报告提供了关于临床试验中安全信息管理的实用建议[4]。

了解此项目开展的背景非常重要。首先,用于审查不良事件报告数据库的统计和分析技术的发展并不能取代慎重、合理的临床判断,这是检测信号和评估药品与不良事件之间可能的因果关系所必需的。这些统计和分析方法设计适用于,而不提供因果关系的证据。其次,大型医疗保健数据库的可及性不断增加,至少在可预见的未来,不会取代自发报告系统的应用。自动化数据库无法取代医疗过程中准确且记录细致的临床观察,这是健全的自发监测系统的主要元素。最后,系统性方法应用于信号检测是一个不断发展的领域。新技术在不断开发,这些技术正在应用于新数据库。尽管对这些新方法和数据源的潜在应用非常乐观，但它们的价值有待进一步确立。

　　本报告受众广泛，适用于所有在药物警戒领域工作的人员。本报告不仅仅适用于药物警戒机构，该机构拥有现代化的被动监测系统，采用结构化形式（例如 CIOMS Ⅰ）收集自发病例报告并将这些数据录入到具有统一数据元素（例如 ICH E2B 格式）和受控术语（例如 Med-DRA）的大型关联数据库中，并在整个数据库中可以通过关键变量分层（如：可疑药物名称、MedDRA 首选术语、年龄组，性别，报告年份等）检索生成病例报告频数或药品事件组合情况的交叉表格。另外，CIOMS Ⅷ工作组也认识到许多从事药物警戒的人员和机构可能并没有自己的数据库、计算能力或统计学家。本报告还适用于愿意将这些技术应用于公开的数据库的人员，那些尝试在自己的数据库中实现这些技术的人员，以及审阅这些工作产出的人员。考虑到此类读者需求，CIOMS Ⅷ工作组力图给出尽可能多的实用建议。本报告还面向药物警戒流行病学家，此类专家主要处理病例对照或队列研究，但也使用来自自发报告的数据，因此他们可以理解本报告中提出的技术在上市后安全性研究的整体方法中的作用和价值。

　　信号检测、优先排序和评估只是上市后药品安全评价框架中的几个步骤。正如风险管理系统指南（5）中提到的，公共健康干预旨在最大程度减少已知的药品不良反应在治疗患者群体中的发生率或严重程度，而对其效果监测也是药品安全信号全生命周期管理的一部分。信号检测活动引起的风险沟通、风险最小化和监管行动的全面讨论超出了本报告的范围。然而，本报告讨论了信号全生命周期管理中上述公共健康干预的介入时机。

　　CIOMS Ⅷ工作组报告重点关注药品和治疗性生物制品的药品安全信号的生命周期。CIOMS / WHO 疫苗药物警戒工作组侧重于疫苗相关的术语和定义。本报告未涵盖其他医疗产品（例如医疗器械、血液制品和膳食 / 草药补充剂）相关的安全信号。这些产品的安全性数据的产生和评价不同于药品和治疗性生物制品，故不包含在本报告中。

（侧边竖排）Ⅰ 国际医学科学组织委员会第Ⅷ工作组简介及其工作范围

药物警戒信号检测实践

参考文献:

[1] Safety of medicines:a guide to detecting ad reporting adverse drug reactions. Geneva, WHO 2002(http://whqlibdoc.who.int/hq/2002/WHO_EDM_QSM_2002.2.pdf).

[2] Nissen SE, Wolski K. Effect of rosiglitazone on the risk of myocardial infarction and death from cardiovascular causes[J]. New England Journal of Medicine, 2007, 356:2457-71.

[3] Singh S, Loke Y K, Furberg C D. Long-term risk of cardiovascular events with rosiglitazone: a meta-analysis.Journal of the American Medical Association, 2007, 298:1189-95.

[4] Management of Safety Information from Clinical Trials.Report of CIOMS Working Group VI.Genava,CIOMS,2005.

[5] Pharmacovigilance planning, ICH E2E Guideline, 2004; Guideline on risk management systems for medicinal products for human use. EMEA, 2005; and Development and use of risk minimization action plans, FDA Guideline, 2005.

背景——
药物警戒和重要定义

一、药品获准上市后需要开展的药物警戒活动

所有新药的临床开发过程都呈现出社会层面和监管层面在两个相互冲突的目标之间的妥协：①希望在具有充足证据的前提下，使患者及时获得新的有效的药物，并允许公司有一段专利保护期以收回他们的可观的研发投入；②希望在上市前尽可能多地了解药物的有效性和安全性。因此，在药品获准上市前的临床试验没有足够的样本量来阐明和描述所有药品的不良事件，而且不能想当然地认为试验结果可以推广到常规医疗环境下使用该产品的患者[1]。CIOMS Ⅵ工作组[2]列出了典型的上市前获得的安全数据的主要局限性：①相对于可能使用该产品大规模较多样化的人群，受试者数量较少，因此很难发现罕见的不良反应；②研究设计中，在统计方面关注疗效更多而不是安全性；③一个严格控制的试验操作（方案规定的实验室检查和定期访问），可能不能反映"真实世界"中的医疗实践；④不确定上市前研究结果对于研究人群之外患者人群（由于合并用药、并发症等）的普适性；⑤相对短的治疗时间将无法观察到具有长潜伏期的不良事件（例如癌症）。

新药的上市前试验通常设计用于验证产品的疗效，以及描述药物最常见的不良反应。大多数新药在累积几千人暴露后才获批准上市。不同的上市前试验中，受试者人数可能很少，也可能会多一些，而在其他情况下，受试者人数可能大些。一旦产品上市，将会被大量人群使用，常比上市前研究的人群具有更多样的临床表现。众所周知，相比于

上市后用药人群,临床试验中受试者经过更严格的筛选,而后接受治疗。与临床试验中的患者相比,接受上市后药物治疗的患者具有更多的并发症(包括医学上严重的病症),可能服用更多的合并用药,疾病严重程度不一,或者将药品超说明书(非标签)使用。

二、药物警戒定义

药物警戒被定义为"发现、评估、理解和预防不良反应或任何药物相关问题的科学与活动"[3]。需要强调的是,这个定义不仅包括收集和评估疑似药品不良反应的自发病例报告,还包括药物流行病学研究[4]。药物警戒活动的目的是识别信号,经进一步评估,识别出未能在上市前阶段发现的"未知"(未确认或未识别的)或未充分了解的药品不良反应。这些不良反应可能是由于药物以前未被认识的药理作用、特异(意指无法识别的潜在机制)作用、药物–药物相互作用、药物–食物相互作用、药物–疾病相互作用、与特定患者群体相关的因素、个体患者因素(例如药物基因组学因素)、用药错误或其他因素(例如因不常见而难以在几千名患者中发现该类病例)。理想情况下,上市后的安全监测系统可以快速有效地识别上述这些反应。信号识别后,理想的药物安全系统可以明确该不良事件与药物的因果关系,描述不良反应谱,量化接受药物治疗的群体中该不良反应的风险,采取适当的监管行动以预防或最小化风险,并与医疗保健专业人员和患者沟通这些发现。

三、药物安全信号的定义和分类

科学出版物、指导性文件和产品信息[4]中已针对"信号"这一术语提出了多种定义,且对这一术语的应用存在很大差异和模糊性。世界卫生组织在 2002 年将药物警戒信号定义为"不良事件与药物间可能存在因果关系的信息,这种关系是以前未知的或未完全记录的。通常,产生一个信号需要不止一个病例报告,这取决于事件的严重性和报告信息本身的质量"[6]。CIOMS Ⅳ 工作组定义信号为"与治疗有未知因果关系的、值得进一步探索和继续监测的一份或多份不良事件个案报告"[7]。

Hauben 和 Aronson[8]对药物警戒当前使用的信号的各种定义进行了系统评价和词典分析,并提出了新的定义。为了本报告的目的,以下为修改后的信号定义:

"一个或多个来源(包括观察性和实验性)的报告信息,提示干预措施与某个或某类、不良或有利事件之间存在新的潜在因果关系、或某已知关联事件的新的信息,这样的信息被认为有必要进行进一步验证。"

"信号"的概念需要进行初步评估或澄清来确定对于引发关注的某组病例(根据 Hauben 和 Aronson 的"讯息")或不太常见的单个病例报告,是否需要进一步评估。一旦该第一步完成,安全发现则转变为"已确定"信号、"已反驳"或仍"不确定"的信号。

要将信号升级成为风险,则需要一些关于其发生可能性的合理理解(见风险定义的术语表)。同样,"不确定"信号常关联"潜在风险"。潜在风险在风险管理中定义为"有依据怀疑与所关注的药品可能有关的不利事件,但关联性尚未确认"[9]。同样,"确认的"信号将对应于"已识别"的风险。在这种特定情况下,事件和药物之间的关联性已被确认且其发生的可能性也得到合理的确认。

示例包括:

1. 已知与同类产品相关的不良反应或基于药品的特性预期会发生、但是在上市前和上市后监测中迄今为止没有观察到的反应(潜在风险,不确定的信号)。

2. 来源于自发性不良反应报告系统中的特定医学事件(DME)(信号,潜在风险)。

3. 在临床试验或流行病学研究中观察到的不良反应,与对照组(安慰剂组或活性物质组或未暴露组)相比,差异的大小足够大,足以证明因果关系(验证信号,已确认的风险)。

最后,信号可以被消除或驳回,在"假阳性"情况下,可能返回到安全性发现状态("讯息"),这可以根据信号检测过程中描述的步骤进行进一步监测,直到产生新的信息将状态再变为"信号"。

药物安全信号的分类法基于两种不同类型的信息：

1. 临床信号：从提交到被动监测系统中的主动收集（自发）个例报告中值得关注的发现里检测到的。

2. 统计或定量信号则是从临床试验、流行病学研究（即主动监测系统）以及自发报告（其中数量差异反映了特定药物的相关报道事件的分布不同）中汇总数据的各组间数值差异中被检测到的。

通过审阅个例报告检测到临床信息，从而发现信号的实例包括：

- 暴露于药物后急性不良事件的快速发作。

- "高质量"去激发/再激发阳性（见第Ⅶ章进一步讨论）。

- 剂量关系。

- 三个或更多个病例，例如，在一般人群中具有接近零的背景发病率的罕见不良反应。

- 特定医学事件（DEMs），如粒细胞缺乏症，已知是罕见、严重并且很大程度归因于药物。

可以通过统计分析汇总数据来检测信号的示例包括：

* 在单个随机对照试验中，进行了数百次多重比较来分析安全性数据，治疗组与对照组相比严重不良事件（不是预先设定的终点）的发生率差异有统计学显著意义（$P<0.05$）。

- 在荟萃分析中，多项随机对照试验中治疗组相比对照组某一特定严重不良事件发生率均更高的一致模式，而对于任何单项试验的组间比较的 p 值都未达到具统计学意义的 $P<0.05$ 水平。

- 对于某项实验室检验指标（例如肝转氨酶）而言，与对照组相比，治疗组相对于基线的平均变化的统计学差异被认为是今后出现严重药品不良反应（例如急性肝衰竭）的生物标记物，尽管在试验中未观察到一例该严重不良反应。

- 在进行数百次多重比较的处方事件监测研究中，将开始治疗后的第一个月的随访与在第二至第六个月的随访相比，不良反应发生率的差异。

- 在进行数百次多重比较的病例对照监测研究中，将具有特定出生缺陷的儿童的母亲与健康儿童的母亲进行比较，产前暴露于特定药物的概率更高。

- 在引入新疫苗之前和之后时间区间内,在基于人群的监测计划(生态学研究)中,普通人群中特定医学反应(例如格林-(半字线)巴利综合征)的发生率增加。

- 基于 2×2 列联表的自发报告频率的"观察到预期"(O/E)比率,其根据特定关注药物和关注事件的出现和缺失来交叉分类和列表报告("不相称测定"),超过预先设定的"关注"阈值。

四、结论和建议

- 药物警戒是一个不断发展的学科,尽管目标不变:始终为检测、评估、了解和预防药品相关的不良反应。

- 与药物警戒相关的信息来源的多样性阐释了"信号"这一术语的定义,信号与这些来源相关并包括这些来源。

- 本报告所采用的定义参考了多种信息来源;并涵盖获益和损害的概念;同时提及判断力与核实等要素。该定义基于对当前使用中的各种定义的系统回顾。随着药物警戒领域的发展,需要对该定义进行实时评估审查。

- 发现信号后的风险确认需要谨慎考虑并且对其发生概率要有合理的理解。这会是一个复杂的过程,参与者需要对其不确定性和认知水平有清晰的理解。

参考文献:

[1] Dieppe P, Bartlett C, Davey P, et al. Balancing benefits and harms: the example of non-steroidal anti-inflammatory drugs. British Medical Journal, 2004, 329: 31–34.

[2] CIOMS Working Group VI.Management of safety information from clinical trials. Genava, CIOMS, 2005:p.31.

[3] The importance of pharmacovigilance-safety monitoring of medicinal products. Genava, WHO, 2002.

[4] ICHE2E. Harmonized tripartite guideline on pharmacovigilance planning, 2004.(http://www.ich.org).

〔5〕Hauben M, Reich L. Communication of findings in pharmacovigilance:use of the term signal and the need for precision in its use. European Journal of Clinical Pharmacology, 2005, 61(5-6):479-80.

〔6〕Safety of Medicines. A guide to detecting and reporting adverse drug reactions. Genava, WHO, 2002.(http://whqlibdoc.who.int/hq/2002/WHO_EDM_QSM_2002.2.pdf).

〔7〕CIOMS Working Group Ⅳ. Benefit-risk balance for marketed drugs:evaluating safety signals. Geneva, CIOMS, 1999:p.95。

〔8〕Hauben M, Aronson JK. Defining 'Signal' and its subtypes in pharmacovigilance based on a systematic review of previous definitions. Drug Safety. 2009, 32(2): 99-110.

〔9〕EMEA/CHMP Guideline on risk management systems for medicinal products for human use. 20 November 2005.

信号检测方法概述

　　历史上，药物上市后的安全性信息监测是通过自发报告系统（spontaneous reporting systems, SRSs）来进行的。20世纪60年代沙利度胺悲剧之后，世界各国才开始实施这些被动的公共卫生监测系统。对于刚上市的药物，尽管已有其他方法更主动地识别药物使用相关的危害，但SRSs仍然具有非常重要的作用[1]。

　　在CIOMS Ⅴ工作组[2]的报告和ICH指南E2D"上市后安全数据管理"（加速报告的定义和标准）[3]中简要回顾了药物警戒信息的来源，列于下表1。此外，健康人群/患者的电子病例记录或医疗保险索赔数据库正日益被认为是临床安全数据的重要来源。

表1　ICH E2D指南中描述的批准上市后临床安全数据来源

个例报告来源	来源描述
Ⅰ.非主动来源	自发性报告、文献、互联网，其他来源（新闻媒体或其他媒体）
Ⅱ.主动来源	有组织的数据收集系统（包括临床试验、登记研究、上市后患者赠药项目、其他患者援助项目和疾病管理项目，患者或医疗保健专业人员的调研，关于疗效或患者结局的信息收集；其中一些可能有交集，即在两个或更多个文件中查找同一个体）
Ⅲ.合同协议	公司间安全信息交换
Ⅳ.监管机构来源	个例安全性报告，例如源自监管机构的可疑非预期严重不良反应（Suspected Unexpected Serious Adverse Reactions, SUSAR）

　　参与收集和分析药物警戒数据的组织包括制药公司，监管机构以及国家和国际药品监测中心。此外，有医学院校设立药品监测项目，例

如,药品不良事件和报告(RADAR)研究项目[4]以及有专门的不良事件登记机构,如美国药品引起的眼部副作用国家登记项目和德国严重皮肤反应登记项目(Dokumentationszentrum schwere Hautreaktionen,dZh)[6]。并非所有上述来源数据均呈现为独立的数据集(见第Ⅴ章),一些个例报告可能存在于多个数据库中。例如,上述列举的登记项目是政府和制药公司的自发报告系统的报告来源之一。

近年来,已开发出用于系统地筛选大量自发报告系统数据的统计方法(参见第Ⅶ章)。这些工具和方法统称为"数据挖掘"。在考虑引入这些新的分析方法时,应将其与其它现有方法("传统的药物警戒方法")整合到信号检测程序的整体框架中(另见第Ⅷ章)。

一、传统方法

用于分析自发不良事件报告的传统药物警戒方法包括[7]:

●审查药物警戒数据库或已发表医学或科学文献中的个例报告或一组报告。

●用绝对病例计数、简单报告率或校正的暴露报告率对病例报告进行汇总分析。

传统的药物警戒方法在评估医学事件(DME)或罕见事件中尤其重要,为此个例病例的临床评价更为重要,并且相对于特异度,灵敏度具有特别高的权重。对自发不良事件报告和信号检测的定性方法分别在第四章和第六章中进行详细描述和讨论。

一旦依据自发不良事件报告的个例或汇总分析的结果检测出信号,则需要通过一系列的步骤进行研究,包括信号筛选、分类与早期评估,如果有需要,应使用独立数据集进行正式评估,如进行假设检验研究(见第Ⅸ章)。这些调查必须综合生物学可能性,在现有科学证据的范畴内进行整合、开展。以下数据来源,尽管不一定适用于所有信号评估,但在寻求有用的补充信息时应予以考虑:

●基于人群的数据库(例如保险索赔或电子病历数据库)。

●非干预性(观察性)研究(药物警戒流行病学研究和患者登记研究)。

- 药理学上同类药物的知识。
- 针对患有基础疾病患者进行的事件背景发生率研究。
- 非临床和药理学研究。
- 不良反应的机理研究。
- 临床试验。
- 企业产品投诉数据。

二、统计学数据挖掘方法的出现

统计学数据挖掘方法出现于 20 世纪 90 年代后期,是传统信号检测方法自发不良事件报告的常规评估的补充[8-11]。

统计学方法最初是作为在大型数据库中进行系统信号检测的一种手段,这些大型数据库来自于卫生当局和药品监测中心维护的不良事件信息的自发报告系统(SRSs),例如世卫组织国际药品监测计划,美国 FDA 不良事件报告系统(AERS),英国药品监管局的 ADROIT(现在的哨点项目)数据库和欧洲药品管理局(EMA)的 Eudra Vigilance。这些 SRSs 的特征在于包含大量的不良事件报告,对传统药物警戒方法而言是一种挑战。当仅使用传统方法时,这些大数据库中的数据量和复杂性可能导致不能尽早发现某些药物诱发的不良反应信号,从而显著影响公共健康。

卫生当局和监测中心维护的大型 SRSs 的另一个特征是所呈现的单个药物和药物类别的高度异质性和多样性,能够提供全面的背景(参考)数据,与小型的或多样性较小的数据库相比,例如通常由制药公司持有的数据库,很少遇到药品事件集合的"遮蔽"或"隐身"现象。虽然有这些固有的局限,制药公司已经越来越多地采用统计数据挖掘作为其自发报告数据库信号检测的一部分,有时与卫生当局或药物监测中心数据库的数据挖掘同时进行。

统计数据挖掘方法的技术细节信息见第Ⅶ章。通过适当的设置,数据挖掘可以检出一些信号进而提高药物警戒的效率,如果单独运用传统方法(尽管反之亦然),这些信号可能会漏检或检出滞后。数据挖掘方法通常是从由药品事件集合构成的背景数据中识别出与取样或整体背景数据在分布上不相称的药品事件集合。不能仅依据不相称测定的结果而推断出因果关系;高于预期的报告频率必须要进行进一步评估,包括临床审查。背景数据集的选择会影响不相称分析结果;特别需要指出的是,数据集的大小及关于其体现的产品(药品)和不良事件的异质性是影响分析结果的关键因素。

三、整合传统和统计数据挖掘方法的概念框架

典型的信号检测程序的一般框架为:一系列的信号检出步骤、信号优先级排序、评估以及相关联的风险管理活动,如图 1 所示。应依据待评估的特定信号,适当选择用于信号评估的数据来源和分析方法(如,并非所有信号都需要药物流行病学研究)。

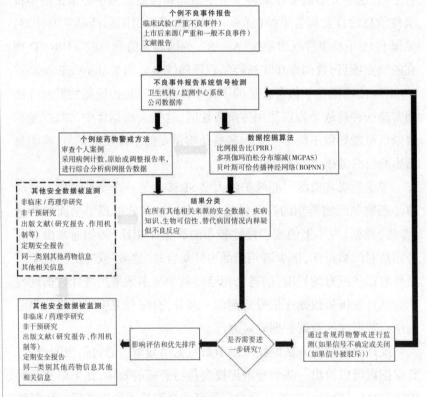

图 1　信号管理流程

应当注意,添加统计数据挖掘方法不一定改变信号检测程序的总体框架和处理流程。相反,这些定量方法旨在为药物警戒组织提供系统评估有效自发不良事件数据的方法(第Ⅱ章中的一、二)。

将统计数据挖掘方法整合到信号检测程序中需要了解数据源和所选择的统计方法的优势和局限性,以及应用数据挖掘方法要充分了解的专业知识。在计划和实施将数据挖掘方法整合到信号检测程序时需要考虑的要点见第Ⅷ章。

四、利用整合方法解释数据挖掘结果

当应用不相称测定方法时,应认识到自发不良事件报告系统已知的局限性。信号检测的定量方法不能消除以下情况带来的混杂:自发不良事件报告数据的内在缺陷和固有偏差、个例数据中的重大的信息缺失和失真,或数据采集的整体机制问题。自发报告数据的局限性,包括数据质量考虑要点,分别在第Ⅳ章和第Ⅷ章详细讨论。

统计数据挖掘方法与传统的药物警戒信号检测方法整合的关键点是科学的评价不相称测定分析结果。数据挖掘结果的解释应结合相关来源的其他安全特性背景进行;应考虑已知的安全性特性和药品的药理学,了解所治疗的患者群体,生物学合理性以及疑似药品不良反应的其他病因。

选择不相称测定分析(如,数据源、统计方法、筛选阈值)的方法以及应用药物警戒专业知识和临床判断来解释不相称测定结果需要一系列的决策过程。为了以系统的和可再现的方式开展,药物警戒组织考虑采用不相称测定方法进行数据挖掘以补充传统的药物警戒方法应该形成有效且清晰的操作实践[13,14],并体现在标准操作程序(SOP)中,以支持整个信号检测、评估和管理的整合流程(见第Ⅳ章)。对不相称测定结果进行的评估过程中应完备记录决策过程和所采取的行动,这对于追踪信号检测活动、理解新出现的信号的演变过程是重要的。对定量信号检测中发现的药品与事件的关联性进行解释和进一步评估,需要一个跨部门的专业团队,包括药物安全专家、流行病学专家、统计学专家、数据分析师和医生。

五、结论和建议

● 基于自发报告系统的传统药物警戒方法在评估罕见事件或特定医学事件方面尤其重要。

● 不相称测定的统计方法最初是为了对卫生当局和药品监测中心维护的大型自发报告系统进行系统信号检测而开发的，可以作为传统的信号检测方法的补充。

● 统计学数据挖掘方法的整合不一定改变信号检测程序的总体框架和流程，但需要了解所选择的数据源和统计方法的优势和局限性，以及在应用数据挖掘方法方面需要有充足的专业知识。

● 对不相称测定结果的解释应结合相关来源的其他安全性数据。

● 药物警戒组织考虑采用不相称测定作为传统药物警戒方法的补充，应形成有效且清晰的操作实践并体现在标准操作程序中，并应建立一个跨部门的专家团队以确保对分析结果进行适当的解释和管理。

参考文献：

［1］van Puijenbroek E P. Case reports and drug safety. Drug safety, 2006, 29 (8): 643-5.

［2］Current challenges in pharmacovigilance:pragmatic approaches. Report of CIOMS Working Group V. Geneva, CIOMS, 2001. ISBN 92 9036 074 7.

［3］ICH E2D Guideline:Post-approval safety date management:definitions and standards for expedited reporting. Brussels, 2003.(http://www.ich.org/LOB/medida/ME-DIA631.pdf,accessed19 August 2007).

［4 Bennett CL et al. The research on adverse drug events andreports(RADAR) project. Journal of the American Medical Association, 2005, 293(17):2131-2140.

［5］Fraunfelder F W, Fraunfelder F T. Adverse ocular drug reactions recently identified by the National Registry of Drug-Induced Ocular Side Effects. Ophthalmology, 2004, 111(7):1275-1279.

［6］http://www.unikilinik-freiburg.de/hautklinik/live/dzh.html(accessed 26 December 2007).

［7］Guidance for industry:good pharmacovigilance practices and pharmacoepidemiologic assess-ment.US FDA, March 2005.(http://www.fda.gov/cder/guidance/6359 OCC.htm).

［8］Bate. A, Lindequist M, Edwards IR et al. A Bayesian neural network method for adverse drug reaction signal generation. European Journal of Clinical Pharmacology, 1998, 54:15-21.

［9］Evans SJW, Waller PC, Davis S. Use of proportional reporting ratios(PPRs) for signal generation from spontaneouws adverse drug reaction reports. Pharmacoepidemiol Drug Safety, 2001, 10:483-6.

［10］Szarman A, Machado SG, O'Neill RT.Use of screening algorithms and computer systems to taneous reports database. Drug Safety, 2002, 25(6):381-92.

［11］Eudra Vigilance Expert Working Group,Guideline on the use of statistical signal detection methods in the EudraVigilance data analysis system, London:European Medicines Agency; June 2008.

［12］Almenoff J et al. Perspectives on the use of quantitative signal detection in pharmacovigilance. Drug Safety, 2005, 28(11):981-1007.

［13］Waller PC,Heeley E,Moseley J.Impact analysis of signals detected from spontaneous adverse drug reaction reporting data.Drug Safety;2005,28(10):843-850.

［14］Stahl M et al.Introducing triage logic as a new strategy for the detection of signals in the WHO Drug Monitoring database.Pharmacoepidemiology and Drug Safety. 2004,13:355-363.

IV

药物安全信息自发报告

一、不良事件和不良反应的定义

在药物警戒领域,准确地使用公认的定义,对于清晰的理解和沟通至关重要。ICH 指南 E6(GCP)将不良事件(AE)定义为:在临床试验中,患者或受试者发生的任何不良的医学事件,该事件不一定与治疗本身存在因果联系。因此,不良事件可以是任何与使用某研究用药时序相关的不良的、与用药目的无关的体征(包括实验室检查异常)、症状或疾病,无论其是否与该研究用药相关。

观察到的不良事件如其具体原因尚属未知,那么它仍是未归因的不良事件。然而,如果医生认为有(合理的)可能性,不良事件的发生可能是使用某药品的直接后果,那么该不良事件即为疑似药品不良反应(疑似 ADR)。结合相关性的概念,在 ICH 指南 E2A[2]中给出了疑似药品不良反应的定义,其阐述疑似药品不良反应是指在药品引起该反应有合理可能性的情况下,(患者或受试者)对任何剂量的药品产生的有害的、与用药目的无关的反应。在该定义中,"合理可能性"表示不能排除关联性。

"药品不良事件""药品不良反应""疑似药品不良反应"以及"用药错误"的概念区别,Aronson 和 Ferner 已进行过具体描述[3]。只有"不良事件"和"疑似不良反应"可以在实践中观察到并进行计数。在不良事件中,有多少是真的"药品不良反应"难以绝对确定。另外,所有来源自发报告的"疑似药品不良反应"有多少是真的"药品不良反应"也未可知。

18

二、自发报告系统中的数据元素

自发报告中收集并录入数据库的数据元素决定了选择不同方法对不良事件报告信息进行临床和／或统计学评估（例如信号检测和评估）。

为了个案报告能在国际层面进行电子交换，ICH E2B(R2)统一了一组核心的标准数据元素；然而，对于特定数据字段的使用规范在各方之间不太一致，特别是在不同的监管辖区[4,5]。但是，无论患者所经历了哪种药品不良反应，相关数据都应该被收集。ICH E2B(R2)特定的数据元素定义了一份有效报告所需的最少数据元素：①可识别的患者；②不良事件／反应；③怀疑药品；④可识别的报告人。然而，因为不良反应性质的不同，对报告进行最适宜的、科学的因果关系评估所需的信息可能差别很大。这些更具体的数据元素主要是报告人认为所需要的用于鉴别诊断、排除事件是否为其他（非医源性）所引起，或者指明事件与目前或先前的存在疾病相关的预期事件。过去在药物警戒共识讨论中，曾尝试识别个例报告中重要的、有助于在特定情况下进行因果关系评估的信息元素[6]，例如药物诱导肝脏反应、药物诱导的血液反应、药物诱导的皮肤反应等等，但难以找到一种普遍认同的方法。需要认识到，个例报告事件描述中包含着进行因果评估所必需的所有信息，这些信息可能不一定被作为 E2B(R2)结构化数据元素进行收录，例如个例报告事件描述中的事件发生的时间进程，报告者所认为的特异度诊断等，但对于保证个例报告的质量以用于信号评估仍是必要的（见 ICH E2D 和 CIOMS Ⅴ工作组建议）。

与此相关的是，不同组织（例如监管机构，国家药物警戒中心或制药公司）所设置的系统中，对于不同 SRS 的信息收集方法可能不尽相同。自发报告的信息有时通过与报告人（如医疗保健专业人士）直接交流而收集，或者借由使用包含有标准信息元素的报告表格，（例如英国黄卡）进行收集。在直接与医疗保健专业人员（HCP）沟通的情况下，该HCP 收集信息的方式以及收集信息所用的工具（有针对性的问卷调查或特定毒性表格）会影响所收集数据的质量和水平。一些组织倾向于定制化的、有选择地收集随访信息[7]，而不是开放式地收集信息。目前对于评估如何高效收集自发报告中初始或随访信息的研究较少，但监管机构发布了一些建议。

通过报告收集到的数据元素、收集报告的方法、对初始报告的随访以及特定情况下有的信息检索，均有助于自发报告收集信息的多样化，同时也影响到使用传统方法或定量方法分析这些报告的结果。ICH E2B（R2）电子标准及结构化数据元素在药物警戒数据库的应用，减少了这种差异性，与过去想比，有更多机会提取出更多、更一致的信息，之前药物警戒数据库既不统一也不详尽，现在这个问题已经解决。在将来，可以使用计算机系统的统一数据标准和互动操作性从电子医疗记录提取数字化安全性数据，并将这些数据直接从医疗点传输到监管机构和制造商。这可以同时提高用于及时进行信号检测活动的数据的数量和质量。

三、报告机制

传统的个例安全报告的收集和传输通过纸质和电话进行。现在，可以通过电子技术进行安全数据的收集与传输，以支持信号检测的改进。例如，可通过电子技术直接在医疗过程中从医务人员、患者监护等处收集疑似不良反应。目前评估电子信息技术手段之于信号检测的价值的工作开展较少。2007 年英国药品和保健产品监管机构（MHRA）实施了一个直接电子报告计划（"黄卡在线"），以鼓励消费者和医疗保健人员报告（"用户在线报告"）药品引起的疑似不良反应和可疑缺陷，以及涉及医疗器械的不良事件[8]。荷兰药物警戒中心 Lareb 直接报告计划为医疗专业人员和患者提供电子表格（仅限荷兰语）报告疑似不良反应[9]。2004 年、2005 年和 2006 年，通过 Lareb 直接报告计划收集到的报告的比例分别为 11.7%、18.2% 和 18.9%[10]。2008 年，Lareb 通过医疗专业人员、患者、上市许可持有人和国家疫苗接种计划共收到了 7414 份报告，17.6%（$n=1304$）的报告来源于患者。在美国，经过 2002 年一个自愿项目，公众能够通过互联网在疫苗不良事件报告系统（VAERS）内报告疫苗接种后的不良事件。一项早期评评估指出，这种"网络报告"[11]收集到的信息完整性会更好。MHRA 在线表格自动应用了电子商务规则,以保证报告接受并传到数据库之前,所有必要数据元素填写完整。

几年来,欧洲、日本和美国已常规强制要求上市许可持有人和临床试验的申办方根据 ICH 的标准向主管当局电子呈报加速和非加速个例安全报告(ICSR)。事实上,许多地区的法规都要求制造企业与监管机构之间进行个例报告的电子交换[12]。FDA / CDER 在一个上市产品自愿项目中使用电子标准与制造企业沟通上市产品信息的经验表明,数据录入成本大幅降低,并且减少了向风险评估员发送加速报告所花费的时间[13]。这提高了监管机构的业务效率,监管机构的关注从数据录入活动转移到其他的药物警戒活动(例如对数据的解释),使得现有资源得到合理分配。从 1997 年到 2009 年,制造企业以电子格式自愿向 FDA 递交的上市药品个例安全报告的比例逐渐增加至总数的84%以上[14]。自 2001 年 Eudra Vigilance[15]数据库对各国监管机构和上市许可持有人开放以来,EMA 一直积极致力于上市后和临床试验中病例数据的电子交换。临床试验申办方可以同样通过互联网或应用程序向 Eudra Vigilance 递交加速报告。这提供了自人类第一次使用产品到产品在市场上成熟以及产品的整个生命周期的连续安全数据。这种电子化的传输确保了数据的高保真传输,并有助于形成完整的数据集,提供全面分析所要求的结构化数据。

总而言之,电子安全报告使用的增长,将有助于将工作重点从手动处理、管理个例报告转到个例报告及汇总报告安全信息的科学分析中来,并促进自动扫描程序的建立。

四、患者和消费者报告

全球一些国家已经实施了由患者和消费者报告不良反应的制度,包括澳大利亚、加拿大、丹麦、荷兰、瑞典、英国和美国。2002 年法国也开展了在艾滋病毒感染者中的试点工作。由患者直接向药品监管机构报告的优缺点已经在文献中进行了论述[16-18]。然而,已开展的评估患者报告影响药物警戒新信号发现的工作相对有限。这是目前非常活跃的研究领域,期待在不久的将来将有更多关于患者报告对信号检测价值的相关研究结果。

患者报告与医疗保健专业人员报告的质量对比

尽管在药物警戒方面没有公认的数据质量标准,在 2003 年至 2004 年荷兰药物警戒 Lareb 中心开展了一项试点研究,在引入患者报告的试点后,对来自医疗保健专业人员的报告和患者报告进行质量对比评估。分类是基于患者提交报告表格的完整性。研究得出结论表明,患者和医疗保健专业人员的报告质量相近,32% 的报告为优质报告[19]。然而,不同区域的医疗服务 / 公共卫生系统和隐私保护法(可能影响获得随访信息的可行性)的差异导致患者 / 消费者报告质量的显著差异。

患者报告严重性的模式

Lareb 进行的试点研究表明,相比医疗保健人员,患者倾向于报告更严重的药品不良反应。29% 的患者报告(80)为严重报告,相比之下,医疗保健专业人员的报告中有 21% 为严重报告(657)。后续的长期研究却没有显示出任何差异:然而,这两项研究显示了报告严重性类别上的差异。

患者报告的不良反应与由医疗保健专业人士报告的不良反应在内容上存在不同。有一些研究表明,当被问及药品和不良反应之间因果关系的可能性时,医生倾向于过滤掉患者报告的不良反应的信息(即使为已知不良反应)[20]。没有经医疗保健专业人员筛选的患者报告可能显现出新的不良反应,亦可提供关于已知不良反应的更多细节,特别是对生活质量的影响。然而,医疗保健专业人员并不一定总是能正确理解患者所使用的术语。而且,这种"过滤"不应被全部视为是不利的,它可能会有效地滤除一些虚假的关联性。

患者报告时间的影响

信息获取的及时性和信息的质量是体现患者报告对于改善药品安全监测和保护公共健康价值的关键决定因素。有一些研究报道了患者直接报告的有利之处,他们倾向于比医护人员更早地发现药品不良事件[21]。患者和他们的非医疗保健专业护理人员通常是首先意识到不良反应的,特别是在非医疗环境中,因此,他们能够比医疗保健专业人员更快地报告不良反应。应鼓励患者和消费者,一旦怀疑发生了不良反应立即咨询他们的医护人员。

患者报告量

患者报告有一个令人担忧的问题,即由于患者不能有效区分药品不良反应和疾病本身症状之间的差别,药物警戒系统有可能被轻度的疾病症状和病例报告淹没。这些因素会加剧在患者报告背景干扰下提取真实信号的难度。在英国进行的一项方法学研究中,患者接受 9 种加强监测药中的 1 种,然后观察药品不良反应。结果表明,只有 54% 的患者向他们的主治医生报告他们的一些或者全部症状;对这部分患者进行了病例回顾,发现只有 22% 的不良反应被医生记录,且仅所有症状的 0.4% 报告给了英国药品安全委员会。因此,可以预计,患者直接报告药品不良反应的规定将增加可用报告数量。

然而,对患者报告不良反应的研究表明,患者的报告占总报告的 10% 不到。最近的一项研究表明,基于三年内(2004 年 4 月至 2007 年 4 月)患者报告的经验,患者报告量增加了约 20%。这种增加与美国 FDA 的 AERS 收到的来自消费者报告的增长相一致。在 1998 年至 2007 年间,AERS 收到的消费者报告的绝对数量从 24 000 增长到 175 000,比例从 22% 增长到 46%。

患者(及医疗保健专业人员)报告可能被新闻报道激发,比如在英国和美国关于麻疹 –(半字线)腮腺炎 –(半字线)风疹疫苗以及自闭症争论的报道;这样的报道可能导致 SRS 数据库中某些事件报告的偏倚。更重要的是,当报告直接由患者 / 消费者提供时,由于消费者的不满、诉讼或不正当竞争、对手的恶意反营销,可能会导致虚假报告。这样的事件可能会使自动信号检测的结果出现偏差。

总之,虽然对于患者报告药品不良反应以及信号检测方法应用等方面的研究报道有限,并且这些有限的研究可能存在严重的方法学局限性,但相较于医疗保健专业人员的报告,患者报告也许能更早地提供已知或新的药品不良反应的新信息,且患者报告和医疗保健专业人员报告之间的数据质量没有实质性差别(用于评估报告质量的标准并不总是那么明确)。总的来说,来源于患者的报告量在过去 10 年内大幅增长。

五、自发性数据的局限性和挑战

自发不良事件报告具有一些众所周知的局限性（如漏报、暴露量信息缺失）和数据偏倚，如激发报告[24]。

人们认识到，从这些来源收集的数据不能用来量化风险的程度。通常情况下，自发性数据只能提供一个假设，这个假设还需经其他方法来确认或证实，如临床试验和观察性研究。然而，对于召回医药产品公告信息的研究表明，自发报告在召回决定中仍然占主导作用。这种情况在药物警戒中很常见，称为"不确定性决策"。在 1999 年至 2004年间进行的研究表明，36% ~ 50%药物相关安全问题中引发的药品召回，唯一的证据来源就是个例报告[25-28]。

药物警戒的数据来源可以分为只有分子的数据源（包括自发报告和文献报告）和同时有分子与分母的数据源（临床试验数据，电子医疗记录）。这种区分关乎使用不同方法来识别、描述和（或）量化特定人群用药风险（发生率 / 患病率）的能力，并有助于建立用药和发生不良事件之间因果关系的确定程度。

基于分子 / 分母方法收集安全性数据（包括临床试验），并从中识别新安全性信号较为复杂，已在多篇文章和教材中进行了论述[29,30]。虽然相对于使用 SRS 数据，使用该方法的经验较少，但新兴的对分子 /分母方法的研究表明，这些方法将成为重要的关注领域。CIOMS Ⅵ工作组发表了（干预性）临床试验安全信息管理指南。目前已有人尝试将特定的数据挖掘技术扩展到该类信息收集方法获得的数据库中。

通过 SRSs 监测不良事件（AEs）面临核对大量的个例报告（初始和随访报告）带来的操作性挑战，也面临监测的医疗条件的广泛多样性带来的科学性挑战。报告的不良事件在质量和数量上都具多样性，这有助于制订信号检测、评估的策略。不良事件可能包括临床症状、体征和并发症，非专业医生可能无法立即判断其是否与药品存在潜在联系。在 SRS 数据库中，随着新疗法和相应的分子靶点报告的纳入，医学概念的多样性也随着时间不断增加。监测事件中药品暴露患者与未暴露患者相对应数量的差异,是信号检测和评价的实践应用基础。表 2 列出了药物警戒中必须阐明的定量差异性特征。尽管表 2 是由 Aronson 等[31]为讨论确认关联性的意义而提供,该表格中表述的类别加深了我们对事件"样本大小"的理解,因此对初始信号的检测亦有意义。

表 2　不良事件的定量特征

服用药物患者的归因发生率	背景事件发生率	案例	证实关联性的难易程度(方法)
常见	罕见	由沙利度胺引起的短肢畸形	容易(临床观察)
罕见	罕见	阿司匹林(乙酰水杨酸)和瑞氏综合征	不太容易(临床观察)
常见	常见	血管紧张素转换酶抑制剂与咳嗽	困难(大型观察性研究)
不常见	常见或罕见	激素替代疗法与乳腺癌	非常困难(大型临床试验)
罕见	常见	没有任何已知的	几乎是不可能的

这种临床表现和定量差异性特征提示,信号发现的最佳实践需要多种方法和数据,避免过度依赖于单一的方法。

六、在特殊人群中的报告

自发报告(SRS)数据库和定期汇总报告,如定期安全性更新报告(SUR),可用于监测药物在特殊人群中的安全性。在这样的检测中,定量方法可能会发挥重要作用,从技术上而言,定量方法可能发现与特殊人群有关的信号。例如,可以在较窄的年龄组进行针对性信号检测,如儿童、青少年、老年人,并可相应地将数据子集化用于分析。目前在这方面的经验很少,包含在 SRS 数据中的关键共变量的数量一般是有限的,这会显著限制分层。此外,在定量方法进行信号检测的背景下,分层带来的有利与不利影响仍然是争论的焦点。类似的建议包括,对于定期的汇总数据报告,需根据不同年龄组的药物使用信息修正药物警戒相关数据。更具体地说,在儿科药物的使用方面,美国和欧盟均已发布了更加综合的、具体的药物警戒指南。

无论是否在同一或不同的数据库中,需要特别关注特定的针对疫苗报告的信号检测。然而,对这些细微差别的详细描述超出了本 CIOMS 报告的范围。与药品安全信息的自发报告一样,在执行疫苗信号检测时,并不是所有的定量方法都能适用;不同方法间统计性能梯度的临床意义也尚未阐明[36]。正在为疫苗安全监测开发更积极的方法。

关于先天畸形的监测,可以应用其它的方法进行信号检测,如出生登记。

七、结论和建议

• 当药物投放市场时,自发报告系统仍然是信号和安全信息的重要来源。然而,来源于自发报告的数据却存在严重的偏倚和局限性。当对信号检测的结果进行解释时,这些局限性必须考虑在内。

• 不良事件、不良反应、疑似不良反应和用药错误等定义的普遍认知和接受,之于药物警戒领域内进行有效的交流和研究十分重要。

• 自发报告数据传输的国际统一标准已经成为快速传输和交换数据的保障,并有助于更优的分析工具和方法学的开发。

• 已引入来源患者和消费者的报告,在数据质量和时效性上,目前的研究是令人鼓舞的。患者和医疗保健专业人士报告不良反应的模式有所不同(事件类型、严重性,报告的时间性或时效性)。需要进一步研究其对于信号检测的价值。

• 众所周知,自发数据的局限性促进了应用分子加分母数据进行信号检测策略的研究。然而,这种策略不应忽视报告者怀疑和逻辑推演的内在价值。

参考文献:

[1] ICH E6(R1). Guideline on good clinical practice. Current step 4 version dated 10 June 1996(http://www.ich.org).

[2] ICH E2A. Guideline for industry: clinical safety data management: defi nitions and standards for expedited reporting. Step 5 as of October 1994(http://www.ich.org).

［3］Aronson JK, Ferner RE. Clarifi cation of terminology in drug safety. Drug Safety, 2005, 28:851–870.

［4］ICH E2A Guideline: Clinical safety data management. Defi nitions and standards for expedited reporting. (http://www.ich.org/LOB/media/MEDIA436. pdf, accessed 19 August 2007).

［5］ICH E2B Guideline(renamed E2B(R2) Guideline in 2005): Maintenance of the clinical safety data management guideline including data elements for transmission of individual case safety reports. 1997.(http://www.ich.org/LOB/media/MEDIA2217.pdf, accessed 19 August 2007).

［6］See for example, Adverse drug reactions. A practical guide to diagnosis and management. Chichester, UK, John Wiley & Sons, 1994. ISBN 0 471 94211 1.

［7］US Department of Health and Human Services. Food and Drug Administration. Guidance for industry. Good pharmacovigilance practices and pharmacoepidemiologic assessment. March 2005. (http://www.fda.gov/CDER/guidance/6359OCC.pdf, accessed 19 August 2007).

［8］MHRA online safety reporting for medicinal products, medical devices, and blood or blood com –ponents. (http://www.mhra.gov.uk/home/idcplg?IdcService = SS_GET_PAGE&nodeId=291,accessed 27 December 2007).

［9］Lareb online reporting form (http://www.lareb.nl/melden/index.asp, accessed 27 December 2007).

［10］Lareb safety monitoring annual reports with summary information on direct reporting (Dutch and English)(http://www.lareb.nl/documents/jaarverslag2006.pdf, accessed 27 December 2007).

［11］Haber P, et al. Web-based reporting: 10 months experience in the vaccines adverse event reporting system(VAERS), USA; Pharmacoepidemiology and Drug Safety, vol 12; S46 (ICPE confabstract).

［12］Volume 9A of the rules governing medicinal products in the European Union: pharmacovigilance for medicinal products for human use. January 2007.(http://ec.europa.eu/enterprise/pharmaceuticals/eudralex/homev9.htm, accessed 19 August 2007).

［13］CDER 2005 Report to the nation-improving public health through human drugs. (http://www.fda.gov/cder/reports/rtn/2005/rtn2005. pdf, accessed 27 December 2007).

［14］Personal communication, Roger Goetsch, 10 October 2007.

［15］Descriptive information on EudraVigilance.(http://eudravigilance.emea.europa.eu/human/ EVBackground(FAQ).asp, accessed 27 December 2007).

［16］Blenkinsopp A et al. Patient reporting of suspected adverse drug reactions: a review of published literature and international experience. British Journal of Clinical Pharmacology, 2006, 63(2):148-156.

［17］See Evaluation of patient reporting to the yellow card scheme, April 2006. Patient reporting of suspected adverse reactions, document published by the MHRA. (http://www.mhra.gov.uk/home/idcplg?IdcService =SS_GET_PAGE&nodeId =755,accessed 19 August 2007).

［18］Effets indésirables: la notifi cation directe par les patients est utile. Prescrire, 2004; 24(253):621-622.

［19］van Grootheest AC, Passier JL, van Puijenbroek EP. Direct reporting of side effects by the patient: favourable experience in the fi rst year. Ned Tijdschr Geneeskd, 2005, 149:529-533.

［20］Golomb BA et al. Physician response to patient reports of adverse drug effects. Implications for patient-targeted adverse effect surveillance. Drug Safety, 2007; 30(8):669-675.

［21］Egberts TCG et al. Can adverse drug reactions be detected earlier? A comparison of reports by patients and professionals. British Medical Journal, 1996, 313: 530-531.

［22］Jarernsiripornkul et al. Patient reporting of potential adverse drug reactions: a methodological study. British Journal of Pharmacology, 2002, 53:318-335.

［23］http://www.fda.gov/cder/aers/statistics/aers_hcp_consumer.htm

［24］Wise L et al. New approaches to drug safety: a pharmacovigilance tool kit. Nature Reviews Drug Discovery, 2009, 10:779-782.

［25］Clarke A et al. An assessment of the publicly disseminated evidence of safety used in decisions to withdraw medicinal products from the UK and US markets. Drug Safety, 2006, 29(2):175-181.

［26］Olivier P et al. The nature of scientifi c evidence leading to drug withdrawals for pharmacovigilance reasons in France. Pharmacoepidemiology and Drug Safety, 2006, 15(11):808-812.

［27］Wysowski DK, Swartz L. Adverse drug event surveillance and drug withdrawals in the United States, 1969-2002: The importance of reporting suspected adverse reactions. Archives of Internal Medicine, 2005, 165:1363–1369.

[28] Kuehn BM. FDA panel seeks to balance risks in warnings for antidepressants. Journal of the American Medical Association, 2007, 297(6):573–574.

[29] Mann R, Andrews E, eds. Pharmacovigilance. Chichester, UK, John Wiley & Sons, 2002. ISBN0 470 49441 0.

[30] Stephen's detection of new adverse drug reactions. 5 th ed. Talbot J, Waller P(eds). Chichester,UK, John Wiley & Sons, 2004. ISBN 0 470 54552 X.

[31] Aronson JK, Ferner RE. Clarifi cation of terminology in drug safety. Drug Safety, 2005, 28(10):851–70.

[32] Hauben M. Signal detection in the pharmaceutical industry integrating clinical and computational approaches. Drug Safety, 2007, 30(7):627–630.

[33] Hopstadius J et al. Impact of stratifi cation on adverse event surveillance. Drug Safety, 2008, 31(11):1035–48.

[34] Evans S. Stratifi cation for spontaneous report databases. Drug Safety, 2008, 31(11):1049–52.

[35] Hopstadius J et al. Stratifi cation for spontaneous report databases. Drug Safety, 2008, 31(12):1145–47.

[36] Banks D et al. Comparing data mining methods on the VAERS database. Pharmacoepidemiology and Drug Safety, 2005; 14(9):601–609.

支持信号检测的数据库

现有可用于信号检测的数据库类型如表3,表3作为本节讨论的参考总结和基础。附录三列出了国际和国家的自发报告系统(SRS)数据库。某些SRS数据库是公开的,但大部分是不公开的。来自FDA AERS和MHRA's Sentinel的带有个人标识(宣称难以辨识)的最新的数据,是可供大众使用的。

表3 上市后阶段可用于信号检测的数据库

数据库类型	示例	优势	劣势
自发报告系统(SRS)数据库	Vigibase(WHO),Eudra Vigilance(EEA),AERS(US),Sentinel(UK)	国家或者地区范围内,在检测罕见不良事件(AE)时具备较高的敏感性	要求有可识别的报告人差异化/报告有偏倚(例如,漏报,或者在某些情况下,刺激/过度报告,缺失分母)
处方事件监测数据库	药物安全研究单位(英国),药物重点监测项目(新西兰)	通过对处方者进行问卷调查,系统化地、前瞻性地、有目的地收集不良事件信息。	样本量较小,风险因素信息有限,低应答率偏倚,无例行随访,无良好的对照组,资源密集型(昂贵)
大型链接管理数据库	包括自动化理赔的医疗数据库(例如,在美国,这些医保数据库由用户资料管理式医疗组织,或者政府支持的医疗保险和救助体系予以管理)	患者人群较大;暴露时间相对较长;可以计算事件背景和暴露发生率	获取的医疗信息不完全;缺少未投保人群的数据;其数据主要用于观察研究,在数据挖掘方面经验较少;难以实时获取数据,无法对目标事件开展前瞻性监测;完全获取数据代价昂贵
电子病历(EMR)数据库	综合实用研究数据库(UK)	更为完整和时间纵向的患者信息,包括各种协变量(例如,BMI以及风险因素(吸烟、酗酒等)	其数据主要用于观察研究,在数据挖掘方面经验较少;难以实时获取数据;昂贵

一、自发性报告数据库

世界卫生组织乌普萨拉监测中心和监管部门已经开发出一些具有共同特性的药物警戒数据库；大多数用于支持国家自发报告计划。有些数据库已被广泛改进以符合 ICH 的标准和要求，包括医学术语改用国际医学用语词典（MedDRA）。数据库中的报告数量从几千增长到超过四百万。医药产品的类型、范围和所持背景信息的模式是多变的，且部分取决于特定数据库的创建日期及后续的改进；有些数据库中的报告可追溯至 20 世纪 60 年代初。两个著名的 SRS 数据库是专门针对疫苗的药物警戒（美国的 VAERS 和加拿大的 CAEFISS）。此外，来自于干预性临床试验的疑似非预期严重不良反应（SUSARs）报告的电子交换得到一些系统的支持，如 EMA 的 Eudra Vigilance 临床试验模块、药品和医疗器械管理局使用的系统（日本）。

须谨慎考量组织所处理的报告量和产品类型，因为它们将指导进行信号检测活动的方法选择。人们普遍认为，当进行信号检测的报告量少但记录完好时，对于对敏感性的要求高于特异性的事件，某些传统的信号检测方法可能更有利。另一方面，传统的定量方法和数据挖掘算法更适合对大型数据集进行系统、自动化的统计关联显著性筛选。

同样，目标产品的特性也会影响定量信号检测方法的输出，由于产品及其适应证将决定背景信息在药物警戒数据库中的类型。这是在进行比例失衡分析过程中的内部控制因素。在某些情况下，该背景信息可能会导致在不相称测定分析中对某些事件的遮蔽效应，如对某一类产品和（或）不良事件的高度呈现。这尤其适用于公司专有的 SRS 数据库，其多样性通常不如监管当局或监控中心的数据库。然而，由于缺少足够的知识和经验来理解以常规的信号检测为目的而去除数据库子集的效应，暂时不推荐其作为常规流程。

此外，药品特性和自发来源的药物个例报告在过去的十年里已发生了改变。例如，SRS 数据库收到的越来越多的自发报告涉及由重组DNA 技术生产的生物医药产品，以及用于长期或进展性疾病的抗反转录病毒药物。

自发性报告数据库的优势和局限性

当阐释不相称测定报告的统计资料时,必须牢记这些不同的 SRS 数据库的优势和局限性。数据库设计的特点,随着时间的推移,每个系统都不同,这会对在任何不相称测定分析中遇到的背景信息产生至关重要的影响。以往更老的数据库,如 Vigibase 和 AERS,包含更广范围产品的结构化 ICSR 数据,包括那些不再被授权的、不再在市场销售的创新药或无法获得的药物,而新产品可能会在最近设计的数据库过度呈现,如 Eudra Vigilance。抗反转录病毒药物在法国国家数据库有很多。这种背景信息的差异可能对创新产品的新信号检测有影响。一些数据库包含来自患者的自发报告,如 AERS,VAERS,Lareb 和 MHRA 的哨点(参见第Ⅳ章五)。一些数据库包含很少甚至几乎没有某些治疗类别的产品信息。例如,AERS 和 Vigibase 几乎不含有关疫苗的不良事件报告。因此,使用这些数据库对特定类别的产品进行新信号检测可能是不可行的。在英国试点研究比较国家哨点数据库检测的信号和上市许可证持有者检测的信号,这项研究发现,在同一时间段从不同的数据库检测到不同的信号。

二、用于信号检测的其他数据集

除了 SRS 数据库,其他可以提供患者暴露于医药产品的信息以及医学结局信息的数据源可以考虑被用于信号检测。

队列事件监测

队列事件监测(CEM)是一种重点监测新上市后药物的非干预性方法。通过对新西兰重点药物监测计划(IMMP)和英国南安普敦大学的药物安全研究单位(DSRU)的医生进行问卷调查,CEM 收集到 10 000~12 000 新药用户的队列数据。

从根本上说,CEM 通过处方登记方式(也称为处方事件监测——PEM)集合了一大批药物用户。一旦暴露的个体队列集合完成,就可以要求医疗卫生专业人士常规报告事件而不是可疑反应(IMMP),或者答复特定的调查问卷(IMMP 和 DSRU)。IMMP 从所有医疗从业者和患者那里接收不良事件报告。这些报告会被持续分析,以获得最新信息,从而指导医疗卫生专业人士调查问卷的设计,以获取更多信息。DSRU 不会定期检测其他数据集发现的待确认的信号。在研究前阶段,探索潜在的安全问题以及现有安全数据,以调整研究方案。此外,在完成研究之后,重新检查数据,以评估化合物的新信号。

CEM 方法具有重要优势。IMMP 可以用于采集暴露于目标药物中的所有患者信息,而 DSRU 则从全国有代表性的全科医生样本中采集信息。在这两种实例中,所采集的信息均来自现实中的情况。其处方数据源自实际配药的处方。通过医生可以采集完整的医疗结果信息,无论评估与药物的因果性/关联性如何。CEM 研究人员和医生之间通过保持密切沟通,有利于随访重要事件、怀孕和死亡事件。当对来自CEM 的结果进行解释时,还要考虑到某些局限性,包括:

- 可能漏报。
- 医院患者数据记录不全和处方历史缺乏的可能性。
- 对于观察罕见事件样本量偏小(10 000~15 000 人)。
- 缺乏空白对照组。一直应用接受其他治疗的患者队列。

两类主要的信号检测方法已被应用于 CEM 数据:定性和定量。与 SRS 应用的传统人工方法相类似,在 CEM 中定性方法依赖于敏锐的临床医生/审核人对个例信息的评估,旨在识别因果关系的线索。当对一组病例进行评估时,需要考虑很多因素,如发病时间、基于药物知识的生物学和药理学合理性、合并用药可能产生的影响、基础疾病或并发症的作用、再激发和去激发信息等,DSRU 已经将 Bradford Hill 标准应用于潜在信号的评估中。

CEM 数据应用的定量方法包含发病率密度(ID)的分析。通常,统计在暴露后的第一个月的药物–事件 ID(DI1),并将其与接下来 5 个月的 ID(DI2)进行对比。事件根据 ID 差值(DI1–DI2)进行排序。IMMP 要求医生检查他们的患者记录,以发现在第一次处方药物后规定的时间内发生的新事件,并与以前的类似时间段做比较。

自从 2000 年以来,随着新的计算机系统的引入,DSRU 已探索应用不相称测定分析的信号检测技术。由于 DSRU 数据库较大,源于超过 80 项已完成的各种药物研究的一百万例以上完成的"绿色表格"报告,其在进行不相称测定报告统计时理论上可以使用自动筛选。然而,目前 DSRU 研究人员得出结论,当使用 PEM 数据库时自动化失衡分析方法益处有限,因为多数信号都是通过高强度警戒和重点监测由人工检测到的。除审核处方外,IMMP 也探索采用不相称测定方法以及其他方法。

三、数据质量

在药物警戒系统中,普遍认为信号检测活动结果的解释在很大程度上依赖于数据库中存储信息的质量。这对信号检测的定量方法是特别重要的,因为这些技术将不同质量和完整性的自发报告同质化,并在没有临床背景的情况下提供数字形式输出结果。

自发数据库的一个主要局限是重复报告,与不同的利益相关者对相同不良事件的个例报告有关。

许多大型 SRS 数据库包含重复报道,即对同一患者不同来源的报告。例如,AERS、VigiBase 和 Eudra Vigilance 中的重复报告。因此,在分析中发现和剔除重复报告有利于任何信号的评价。然而,目前的查重程序有局限性,其中一些是前瞻性的应用(即数据挖掘之前)和其他回顾性(即数据挖掘后),故查重方法也在改进中。

数据质量和预处理是重要的关注点,它们可能会显著影响信号检测方法的结果。在这方面,依从 ICH E2B(R2)的数据库或采集病例叙述的 SRS 数据库优于其他不采集病例叙述的数据库。数据库中旧的报告可能记录不充分,数据分类和结构化不足难以进行彻底的信号评估。大多数现代数据库的设计符合 ICH E2B(R2)中数据元素的标准。然而,编码惯例、数据元素从一个系统对应到另一个系统或将"老一代"的数据合并到"新一代"数据库可能会面临各种挑战,在应用信号检测方法时,要充分考虑到这些挑战。

四、药物流行病学资源

由国际药物流行病学协会(ISPE)成员在 2005 年编写的相关资源非正式列表中列出了各种数据库/数据采集系统的名称,这些系统已应用于观察流行病学和药物流行病学研究。本报告的附录三提供了此列表的修改版本(来自国家分层的数据库资源)。

以下是数据库的主要类型:

- 国家/省级卫生保健系统数据库(英国的 GPRD,美国的医疗和退伍军人管理局)。
- 医疗保险理赔数据库(联合医疗保健,MedStat,Pharmetrics 等)。
- 保健组织管理数据库(HMO 研究网络)。
- 电子医疗/医疗记录数据库(GEMS,Cerner 等)。
- 问卷调查/登记数据库,国家和区域(处方事件监测,斯隆癌症登记,等)。

这些管理数据采集系统的具体信息可以在相应的网站或在药物流行病学教科书找到。

五、结论和建议

支持信号检测的国内和国际的数据库在大小、结构和内容有很大差别。在考虑信号检测方法的应用时需要仔细考虑数据库中所持数据的特性。研究需要阐明数据库大小、产品种类和数据库存持续时间等各种因素对信号检测的影响。

SRS 数据库的关键问题是数据的质量,包括重复报告的程度,特别是当已扩展到包括患者和消费者报告的范围。

除了自发报告数据库,其他数据集(观察性或主动监测)可用于信号检测的目的。这些数据库还需要大量的数据管理或处理,在应用时必须充分考虑可能存在的优势和局限性;处方事件监测(PEM)的例子说明了主动监测的优势和劣势。

尽管为了保护隐私而对数据进行了编辑,但是有一些数据集还是可以从公开途径获得的。迄今为止,不同数据库的可用性还未正式利用,需要进一步的调查研究。

在世界不同地区的未来旨在建立主动监控网络的项目,其将在信号检测和评估中发挥重要作用。

参考文献

［1］Almenoff J et al. Perspectives on the use of data mining in pharmacovigilance. Drug Safety,2005, 28(11):981-1007.

［2］Thiessard F et al. Trends in spontaneous adverse drug reaction reports to the French pharmacovigilance system (1986-2001). Drug Safety, 2005,28(8):731-740.

［3］Swain E et al. Early communication of drug safety concerns. Pharmacoepidemiology and Drug Safety, 2009.(www.interscience.wiley.com)DOI:10.1002/pds.1898.

［4］Shakir SAW. Prescription Event Monitoring in Strom BL et al. Pharmacoepidemiology 4th edition. Chichester, UK, John Wiley & Sons. 2005. ISBN 100470866810.

［5］Shakir SAW. PEM in the UK in Mann R and Andrews E et al. Pharmacovigilance. Chichester,UK, John Wiley & Sons. 2002. ISBN 0470494410.

［6］Coulter DM. PEM in New-Zealand in Mann R and Andrews E et al. Pharmacovigilance. Chichester, UK, John Wiley & Sons. 2002. ISBN 0470494410.

［7］Ferreira G. Prescription-event monitoring: developments in signal detection. Drug Safety, 2007,30(7):639-41.

［8］Perrio M, Voss S, Shakir SAW. Application of the Austin Bradford Hill criteria to assess causality in pharmacovigilance using the example of cisapride-induced arrhythmia. Drug Safety, 2006,29(10):911-1010.

［9］Shakir SAW. Thoughts on signal detection in pharmacovigilance. Drug Safety, 2007,30(7):603-606.

［10］Hauben M et al. Extreme duplication in the US FDA adverse events reporting system database.Drug Safety, 2007, 30(6):551-54.

［11］Norén N, Bate A. A hit-miss model for duplicate detection in the WHO drug safety data base.Proc 11 th ACM SIGKDD Int Conf Knowl Disc Data Mining. 2005:459-468. ISBN 159593135X.

［12］Hauben M et al. Illusions of objectivity and a recommendation for reporting data mining results.European Journal of Clinical Pharmacology, 2007,63(5):517-21.

［13］See Automated data systems available for pharmacoepidemiology studies in Strom BL et al.Pharmacoepidemiology, 4th edition. Chichester, UK, John Wiley & Sons. 2005. ISBN 100470866810.

［14］Mann R et al. Part II signal generation in pharmacovigilance. Chichester, UK, John Wiley & Sons. 2002. ISBN:0470494410.

传统的信号检测方法

在自发报告系统的操作框架中信号检测的应用方法可以大致分为定性和定量两种类型。从历史的角度来看,它们可大致分为传统方法和增强量化、统计或自动信号检测方法。传统的方法包括定性(如对单个案例或某些案例系列进行人工医学审查)和简单的定量方法(如频率/报告率、排序、交叉分组列表等)。在 20 世纪 90 年代末之前,传统的方法一直被用于药物警戒,之后因为自发报告收到的数量不断增加,以及数据库的不断扩大,一种新的数据统计方法建立起来。1999年,Amery 为自发的不良事件报告列出几个信号测定方法(称为"七信号生成工具")[1]。在 2001 年评论中,克拉克和其同事们提出了另一种信号检测方法的分类[2,3]。他们根据数据分析策略阐述了 11 组信号的分析步骤。

一、案例和案例系列评审

在传统药物警戒中,"指标性案例"或"显著性案例"方法可能是最常用的技术了。信号检测由经过专业培训的产品安全专员在常规审查提交信息时进行,这个时间点经常是对最初收到个案报告做评价的时候(自发 AE 报告,来源于系统的数据收集计划的 AE 报告,或发表在文献中的案例)。有时,甚至一个信息充分的 ICSR 报告一个不同寻常的"异动"即可被识别为一个信号。尽管在实践中,多数情况下对于可能的药物–事件关联分析产生强烈怀疑,往往是基于一系列的案件报道都有类似特点(聚类)。不可否认,这种人工的审查是主观的,并且需要审评者精通产品药理学和案例所阐述的状况。

个案评价以及随后的案例系列对所检测到的信号总量的贡献似乎高度依赖各种条件。它在不同的组织间、组织内部、不同的产品以及产品生命周期中都可以是非常不同的。在某些情况下,这些对公众安全的影响和(或)对药物的整体利益-风险产生影响的关键信息可能与潜在的公众健康相关联。这种情况下,可能需要信号检测要更侧重于灵敏度而非特异性[4]。由于该事件本身的临床特性,可能会强有力地提示事件与药物有非常可信的相关性。其他信息对信号因果关系的结论也是有影响的。例如,在某些情况下主动进行去激发(停药)/再激发(再次用药),来判断是否改变对指定信号的关联性的评价。后者需要注意的重要一点是,去激发和再激发所承载的证据效力的强弱取决于一些条件,如再激发是否是盲法、是否伴随着对不良事件的治疗、是否产生精确的可核查的主观症状或客观体征,以及后者是否是药物的药理学可解释的、研究中的疾病,以及相关的患者群体,这些都可能帮助关联性的确认[6]。

案例报告审查的第一个步骤是专注于指定医学事件(DME),例如,罕见的、严重的、在多个不同的药理/治疗类药物中均具有高度药源性风险的不良事件。有人建议当这些类型的事件出现一个至三个报告即可视为一个潜在的信号。典型的例子包括再生障碍性贫血、中毒性表皮坏死松解症、Stevens-Johnson综合征、尖端扭转型室性心动过速和肝衰竭等。然而,定义并不是绝对的,即使有些事件不符合上面的任何一个标准,它们仍会被认为是DME。例如胰腺炎,大部分的风险因素与成年人饮酒和胆囊疾病有关。此外,对于某个组织的特殊监测或研究目的来说,任何事件或一系列事件都可以成为其特定的特殊关注事件,并没什么能阻止给某个事件贴上"指定医学事件"的标签[7]。

自然而然地,公认的或"正确"的特殊关注事件列表并不存在,并且对此概念也存在一定的分歧。例如,世界卫生组织乌普萨拉监测中心有一个"关键术语"列出了严重的疾病状态事件的列表,指出应根据需要采取更果断的行动。美国食品药品管理局有一个"应关注的首选术语"列表[8]。EMA有一个列表,这个列表紧随CIOMS V工作组的严重事件列表[9]。而其他组织均有自己的列表。

特别关注的其他事件,也称为目标医学事件(TMEs),是指与特定的医药产品和(或)患者人群密切相关的事件。操作上,它们的管理方式与DMEs类似,但其分类是药物依赖性的。在这种情况下,通过药物警戒逻辑和对药物的科学认识、治疗适应证和(或)相关的患者群体,使得预测可能会出现的潜在问题成为可能。当考虑到其所研究的疾病、患者群体、潜在的偏倚和SRS系统固有的报告伪像,那么从因果关系角度来看无论是似乎合理,还是结果上有些荒谬,都可能会出现。

其他临床特征也会引起特别的关注。例如通常需要评估的超急性事件(所谓的"针尖")。这类事件包括发生在其他稳定环境下的、与注射用药物有极其密切时间关系的、并且存在生物合理性的不良事件。事件本身的临床特点即可足以推断药物至少在其中起到了一定的作用,如由纯药物组成的肾结石或胆结石。这类事件代表一种可能蕴含很多信息内容的报告类型[10,11]。

值得注意的是,即使超出了DME和TME的分类,传统的信号检测方法并不自动和盲目地将报告的每一个关联评价为一个潜在的信号。除此之外,还有其他的标准可与传统方法共同使用,对案例进行临床分类从而最终进行信号检测。举例,如果一个假定的药物已知能产生中度呼吸抑制作用,而提交的报告是呼吸暂停/呼吸停止,安全评审员将会很好地考虑(说明书中)已收录的但程度轻的事件,从生物合理性上检查新报告中的更严重的事件,基于其该事件的严重程度将该事件评为(说明书中)未被记载的。Venulet在"识别参数"的相关概念中已进行阐述。

在药物警戒中,对新注册的产品定期进行安全性回顾分析并生成报告是另一个非常重要的传统信号检测工具[13]。这样的定期汇总报告的例子包括欧洲的定期安全性更新报告(periodic safety update reports,PSURs)和年度安全报告(annual safety reports, ASRs),美国的定期药物不良经验报告(periodic adverse drug experience reports, PADER)和临床研究新药安全报告,日本的J-PSUR。这些报告通过列表、汇总表格和对个例安全的讨论对特定时间段内的数据提供一个全面的回顾。定期报告的汇总数据,例如定期安全性更新报告,通常是监管机构和制药公司的一个工具,用于持续审查药物警戒和其他潜在影响利益风险平衡和产品标签信息。这些报告中的标准数据包含了估计的用药量、临床研究结果、特殊人群的经验,以及新的和正在进行的信号监测的描述,也必须经得起监管机构审核。此外,安全评价是基于从一个审核期到下一个审核期所累积的信息进行的。在 2005 年底,欧盟还引入了定期报告和风险管理计划之间的联系。

二、大型数据库的简单分析

行列表和累积概况表或两者都可用于审查大量相同或类似的 AE 报告。当观察到任何以下情况的一个不良事件或一组不良事件高于预期值时,信号将会被检测到。

- 特异性 AE 报告的数量(绝对数量)。
- 特异性 AE 报告的数量/药物报告总数量(比例)。
- 特异性 AE 报告的数量/估计的药物暴露人群数量(比例)。

除了在限定的时间点所观察到的现时数据外,也可使用描述产品生命周期中所观察到的数字变化趋势。

当然,传统方法或含蓄或明确地也涉及了预期药物–事件组合报告数的观念。同样,从这些数据衍生的所有概率或估量也是这样。鉴于上述众多的局限性,与本文后面将要描述的更为复杂的方法一样,虽然传统方法有有益的概念性支撑,但我们仍然可以理解对于 SRS 数据来说,不可能什么是真正能"预期"的。需要着重指出的是,在案例审查方法中,如果上述讨论的具有不同个体特征的案例系列下某事件均存在高患病率,那么也可以成为一个潜在标准将案例系列上升为信号水平。

既往已有人对药物警戒信息分析方法进行回顾。例如,在 ICH E2E 指南"药物警戒计划"(第Ⅳ章)中包含一个被普遍接受的方法的概述(见表 4)。该 ICH 指南阐述了在医药产品生命周期中的上市授权后阶段一个医药产品实施药物警戒的方法。而其他在上市授权前应用的方法,多数为临床试验和其他系统数据收集方法,已被广泛回顾并阐述,例如,CIOMS Ⅵ工作组临床试验安全信息管理。

表 4　ICH E2E 指南中有关授权后药物警戒方法

数据收集方法	案例
Ⅰ.被动监测	自发性报告案例系列
Ⅱ.激发性报告	上市后早期阶段警戒（Early post-marketing phase vigilance, EPPV），日本
Ⅲ.主动监测	药物警戒哨点 药物事件监测/处方事件 监测(PEM),登记
Ⅳ.比较性观察研究	横向比较研究(调查) 病例对照研究 队列研究
Ⅴ.有针对性的临床调查	基因检测 特殊人群试验 治疗意向分析
Ⅵ.描述性研究	疾病自然史 药物利用研究

上述所列方法仅是代表性例子,并不限于最初的信号检测。

信号检测统计方法的选择依赖于所分析数据的类型，换而言之,即依赖于数据收集方法的选择。概念上,在药物警戒中,如同普遍的公共卫生一样,主要有被动和主动两种方法。以第一个为例(被动监测),关注事件的信息是由患者或他们的医疗保健提供者自愿/自发地提交给监管当局,提交途径可以是他们自己直接提交或间接地通过制造商或分销商。第二种方法(主动监测),与暴露药物潜在相关的事件信息的收集是通过药物警戒从业者特别设计的计划/调查(如,处方事件检测)中或从可用的患者数据电子库(如管理数据库)进行的(见表5)。

表5 药物警戒数据收集和信号检测方法

药物警戒数据收集方法	信号检测方法
被动监测	
自发性报告的常规收集方法（如美国的Med-Watch 或 Vaccine Adverse Event Reporting System（VAERS）系统,英国的黄卡系统,EMEA 的 EudraVigilance 系统）	审查指定医学事件，或目标医学事件 审查其他事件报告的"显著性"的特点(如，再激发阳性)
有针对性地收集和对某些报告类型的加强跟踪(基于暴露/药物,或基于结果),如水痘疫苗怀孕注册表、CDC 天花疫苗接种程序[16]、生物监测程序[17]	定期汇总回顾自发性报告 使用报告率比率失衡模式，自动筛选不良事件数据库，或进行数据挖掘。
主动监测	
通过处方者收集药品安全信息（处方事件监测)[18]或患者调查(如,荷兰的基于网络的Lareb 强化监控方案,或加拿大免疫监控程序 ACTive IMPACT 系统） 通过访问包含索赔数据或电子患者记录的大型关联数据库	MaxSPRT 方法（针对有限列出的医学事件） 相对风险升高的各种事件筛选分析,如 ICD9 诊断,治疗组对比对照组,或其他相似的统计(如,信息组分)

三、结论和建议

尽管从整体上来说,SRS 数据库存在大量的质量局限和缺陷,但是对信号检测来说,自发性个案报告和案例系列却有很高的临床信息价值。

传统的方法(回顾案例报告和案例系列,简单的定量过滤)是,并且可以预期将来仍旧是,使用自发性报告进行信号检测的基础。

个案报告和案例系列报告的有效筛选和评估离不开专业的科学判断和经验。重要的是,多学科专业知识的价值不应被更为复杂的自动化技术掩盖。

由监管机构规定的定期报告方法,其优势是能够用简单的定量参数常规性地回顾汇总的数据。定期审查作为信号检测的重要工具应持续需要并使用。但是,定期审查的应用更着重于产品周期的早期阶段,也就是安全知识不断累积的阶段,似乎更为恰当。

参考文献

［1］Amery WK. Signal generation from spontaneous adverse event reports. Pharmacoepidemiology and Drug Safety, 1999,8(2):147–50.

［2］Clark JA, Klincewicz SL, Stang PE. Spontaneous adverse event signalling methods: classification and use with health care treatment products. Epidemiologic Review, 2001,23(2):191.

［3］Clark JA, Klincewicz SL, Stang PE. Overview-spontaneous signalling. Pharmacovigilance, Mann RD, Andrews EB(eds)247–271.

［4］Begaud B et al. False positives in spontaneous reporting: should we worry about them? British Journal of Clinical Pharmacology, 1994,38(5):401–4.

［5］Girard M. Conclusiveness of re-challenge in the interpretation of adverse drug reactions 1987. British Journal of Clinical Pharmacology, 1987,23:73–79.

［6］Hauben M, Horn S, Reich L. Potential utility of data mining algorithms for the detection of"surprise" adverse drug reactions. Drug Safety, 2007,30(2):143–155.

［7］Hochberg AM, Hauben M. Time-to-signal comparison for drug safety datamining algorithms vs. traditional signalling criteria. Clinical Pharmacology & Therapeutics, 2009,85(6):600–606.

［8］Bright RA, Nelson RC. Automated support for pharmacovigilance: a proposed system. Pharmacoepidemiology and Drug Safety, 2002,11(2):121–5.

［9］Report of CIOMS Working Group V. Current challenges in pharmacovigilance: pragmatic approaches. Geneva, CIOMS, 2001.

［10］Aronson JK, Hauben M. Anecdotes that provide definitive evidence. British Medical Journal, 2006,333:1267–1269.

［11］Hauben M, Aronson JK. Gold standards in pharmacovigilance: the use of definitive anecdotal reports of adverse drug reactions as pure gold and high grade ore. Drug Safety, 2007,30(8):645–55.

［12］Venulet J. Possible strategies for early recognition of potential drug safety problems. Adv. Drug React. Ac. Pois. Rev, 1988,1:39–47.

［13］Klepper MJ. The periodic safety report as a pharmacovigilance tool. Drug Safety, 2004,27(8):569–78.

［14］ICH E2E Guideline: Pharmacovigilance Planning. 2004.(http://www.ich.org/LOB/media/MEDIA1195. pdf, accessed 19 August 2007).

［15］Management of safety information from clinical trials. Report of CIOMS Working Group VI.Geneva, CIOMS, 2005. ISBN 9290360798.

［16］Baggs J et al. Safety profile of smallpox vaccine: Insights from the laboratory worker smallpox vaccination program. Clinical Infectious Diseases, 2005,40 (8):1133–1140.

［17］Hoffman MA et al. Multijurisdictional approach to biosurveillance, Kansas City. Emerg Infect Dis, 2003,9(10):1281–1286.(http://www.cdc.gov/ncidod/EID/vol9no 10/03–0060.htm, accessed 27 December 2007).

［18］Ferreira G. Prescription–event monitoring: developments in signal detection. Drug Safety, 2007,30(7):639–641.

［19］Description of Lareb intensive monitoring system. (http://www.lareb.nl/kennis/monitor.asp, Dutch and English language sections accessed 19 August 2007).

［20］Davis RL et al. Active surveillance of vaccine safety: a system to detect early signs of adverse events. Epidemiology. 2005 May, 16(3):336–41.

［21］Brown JS et al. Early detection of adverse drug events within population–based health networks: application of sequential testing methods. Pharmacoepidemiology and Drug Safety,2007, October 22. [Epub ahead of print] PMID: 17955500.

更复杂的定量信号检测方法

一、历史

自 20 世纪 90 年代末，将更复杂的信号检测方法运用在药物警戒领域受到越来越多的关注。大多数方法基于相对报告频数之间的比较，也被称为比例失衡分析。所有的这些方法都基于一定的假设，这些假设与数据库中"预期"的报告数量有关：

• 当某特定医疗产品可引起某不良反应时，与其他医疗产品（不引起该不良反应）相比，该医疗产品与该不良反应的报告数量将会更多，比例失衡指标可能会增大。

• 对于同一种不良反应，假设其在不同的医疗产品之间的报告程度（或者漏报程度）是相同的。

• 在分析某一药品–不良反应组合是否为信号时需要一组对比数据，假设该不良反应的报告率或总体报告模式可作为有效的对比参数。

鉴于现实中有很多反面例子，以上假设成立的可能性是较低的。譬如，刺激性报告/报告伪像。

增强的定量方法涉及计算机辅助统计学方法和数据挖掘算法（Data Mining Algorithms, DMAs），目前定量方法主要是基于四格表（见表 7）的比例失衡测定分析。提出这些新的方法目的不在于取代传统的方法，而是用结构化和可审查的方式作为分析海量数据的一种辅助手段。多数药物警戒中的利益相关者认为定量方法为探索性，并未完全将定量方法纳入到其药物警戒系统中。表 6 总结了药物警戒中定量方法学进展中的重要历史里程碑。

表 6 药物警戒中定量方法的历史

方法发表年份	评论
1968	Napke 为加拿大自发呈报系统设计了一种称为"鸽巢法"的柜橱。柜橱的一个维度为药品,另一个维度为不良事件。每种药品-不良事件组合均有其各自的巢,严重的或异常的不良事件将以彩色标出,有助于视觉识别药品-不良反应组合。尽管未采用计算机辅助方式,鸽巢法对于自发呈报系统数据的可视化是一个创新[2]
1969	Patwary 建议使用 2×2 列联表监测药品报告频数随时间改变的情况,这被称为"Patwary 信号"[3]
1973	Venulet 报告了一种常规信号检测方法,该方法以计算机方式分析世界卫生组织药品安全监测中心数据库。这个方法的相关描述如下:"对于某药品,当在某一特定时间内其报告程度发生变化时,如该药品相关的报告数量与所有报告数量的比值,或者某批次的报告与前期另一时间段或者批次的报告比值有差异,计算机则产生一个信号"[4]
1974	Finney 在一篇自发呈报系统数据自动生成信号的综述中,提出数个新方法。其中一个方法称为不良反应成比例信号,后来发展为 PRR(比例化报告比值比法)。Finney 对该方法定义如下:该方法将某一药品与不良反应报告数量与其他药品与不良反应报告数量做比较……需要注意:报告数量应以病例或报告为单位计算,而不是以药品不良反应组合为单位计算[5]
1976	系统里寻找报告数量突然增加的新方法,Levine 等在 1977 年对该方法做了拓展[6,7]
1992	Stricker 和 Tijssen 在临床流行病学杂志首次发表同行评议文章,该文章使用报告比数比法(ROR)在世界卫生组织监测中心数据中评估某一药品安全性事件[8]
1996	美国疾控中心疫苗安全研究员(Rosenthal 等)首次发表一种方法用于比较相对事件比例(称为"成比例发病率分布"),该方法用于比较美国疫苗安全性数据库中两种疫苗的安全性[9]
1997	Moore 等发表文章,使用比例失衡分析方法研究 ACE 抑制剂与低血糖的关系。文章首次使用"病例-非-病例"术语描述该由 Begaud 于 1983 年首次提出的方法[10]
1998	世界卫生组织乌普萨拉监测中心(Bate 等)首次将贝叶斯方法(贝叶斯置信传播神经网络法,BCPNN)应用于 2×2 列联表,用于自发呈报系统中的信号检测[11]

(待续)

（续表）

方法发表年份	评论
1998	Evans 在 Finney 提出的不良反应比例信号的方法上改进成 PRR（比例报告比值比法）。PRR 成为英国药品不良反应自发呈报系统常规信号检测方法
1999	DuMouchel 提出分析 2×2 列联表的新的贝叶斯方法，多项伽马–泊松分布缩减法（MGPS）[12]
2001	世界卫生组织采用贝叶斯比例失衡分析方法对药品引起的不良反应进行模式识别[13]
2002	Purcell（TGA）和 Barty 提出基于 Fisher 确切概率法进行迭代概率过滤计算的"PROFILE"方法，该方法可考虑"清白的旁观者"药品[14]
2003	美国 CDC 的 Verstraeten 等利用大型电子医疗数据库，对接种疫苗后采用传统队列分析方法，筛选未验证过的怀疑事件。这是最早在纵向患者记录数据中使用主动监测和数据挖掘方法[15]
2003	PhRMA–FDA 安全性评估工具（SET）工作组成立
2004–2005	Bate 在英国 IMS 数据中用信息成分方法进行差异挖掘。该方法首次将原先用于自发呈报系统数据分析方法，用于纵向患者记录数据分析中[16]
2005	欧盟药监局 EudraVigilance 专家工作组信号检测小组成立
2005	美国 FDA 发表《工业界良好药物警戒实践和药物流行病学评估指南》，其中一个部分讨论了定量分析方法[17]
2005	PhRMA–FDA SET 工作组发表《药物警戒中数据挖掘白皮书》
2006	CIOMS 第八工作组（药物警戒中信号检测实用方面）成立
2007	欧盟药监局发布药物警戒中使用定量分析方法的具体实施指南《EudraVigilance 数据分析中使用统计学信号检测方法使用指南》，Doc.Ref. EMEA/106464/2006 第一版[18]。
2009	英国 MHRA 发布《良好警戒实践指南》[19]

二、比例失衡分析：一般概念和注意事项

比例失衡分析（disproportionality analysis, DA）的根本目的在于，从自发呈报系统数据库中，发现一系列药品–不良事件组合之间统计学上突出的报告关联性。统计学上的显著性，某种程度上也被一些偶然因素决定，与药品（所有事件）及事件（所有药品或大多数药品）是否成比例出现有关。当出现比例失衡报告（statistic of disproportionate reporting, SDR)（这种分析结果以数字形式呈现，但丢失了临床背景信息）时，不代表存在可疑因果关联的信号。在判断 SDR 是否为信号时需要考虑以下因素。

药品与不良反应在统计学中的关联并不意味着因果关联。各种偏倚、药物警戒数据本身的质量问题，以及"统计学噪声"等问题都会引起统计学关联。因此已形成了一个科学共识：在判断一个统计学上识别出的 SDR 是否不仅仅是个 SDR，而是真正的有可疑因果关系的信号时，应从科学知识、判断和经验的角度进行全面的医学评判[22]。这和 Meyboom 等对"信号"做的描述相一致，即信号同时包含数据和论据[23]。

自发呈报系统数据中的统计分析易受主观因素影响，包括数据挖掘程序及结果的选择、使用和解释。因此，分析结果可能不具有普遍性[24]。在这些模型中药品–不良事件组合是否具有数字上的可识别性，即是否为 SDR 的最初判断取决于阈值数字的选择。目前尽管已有部分阈值被广泛应用和认可，但是究竟该采用何种具体阈值用于发现 SDR 尚无金标准。检测 SDR 的阈值确定需要平衡两方面：阈值太低则产生过多的假阳性信号，阈值过高就会错失潜在的信号。

比例失衡分析价值很大程度上取决于分析的数据库。因此，对比例失衡分析的初步解释须考虑相关因素，例如：

●数据库中医疗产品的类型（以及医疗产品的适应证）。

●使用的医学术语集，包括术语随着时间从一个术语转换到另一个术语，单个术语的选择和编码惯例（特别是编码规范和词典版本）。

●数据库建立的时间。

●所有 ICSR 报告来源和收集方法，如是否为非征求性报告，以及 ICSR 报告的来源地（国家、地区），因为同一医疗产品的适应证和剂量在不同国家和地区会有所差异。

上述及其他因素会影响 SDR 的数量、信号强度和（或）结果解释，这些因素可能会导致多种偏倚和不真实的结果，譬如遮蔽效应。遮蔽效应是指当数据库中某一种药品–不良事件报告组合数较多时，会使其他药品与该不良事件，或者该药品与其他不良事件之间的关联减弱。从而，在统计学上可能放大了药品–不良事件或有关/无关的相关性强度。所以,即使缺乏 SDR,也并不意味着能够排除该医疗产品与不良事件之间的因果关系。

在比较多个不同医疗产品比例失衡分析指标时需要注意:偏倚会导致这些比较结果的不可信。偏倚包括了它们所处的产品生命周期中的不同阶段、刺激性报告、总体安全特点的差异等。在这种情况下,偏倚和报告伪像会产生相加或相乘效应。当自发报告不稳定或不均衡时,单一药品和不同药品之间比较的比例失衡分析结果是很难解释的,如某种关联是因为公众和媒体关注该产品安全性后刺激了报告数的增加[27,28]。

来源于自发呈报系统数据的比例失衡分析结果仅能从某一角度,对某一时点的不良反应上报的行为给出相应观点。比例失衡分析结果不能解释不良反应上报的差异现象的原因。这些差异可能反映因果关系,但也可能反映偶然、可观测或不可观测的混杂因素,和(或)各种报告伪像。换句话说,SDR 本身既不能证明也不能提示因果关系。不应过分强调SDR,特别是大量数学方法应用可诱导使用者忘记了信号检测所用数据集本身数量和质量上的缺点,最典型的是自发呈报系统数据。同时也须注意自发呈报系统数据的计算分析应与生物学可能性相结合。

三、比例失衡分析的理论

1.基本的方法和计算

根据所使用的统计学方法,应用最多的比例失衡分析方法主要分为两类:第一类称为经典或频率方法,在这里认为概率即在长期的重复试验或采样机制中的发生频率;第二类为贝叶斯方法,贝叶斯学派的概率是根据新的信息对先验概率加以更新而得出的后验分布置信度。接下来将详细讨论该两种方法。虽然上述两种方法的理论依据不同,但是基本的计算较为相似,并且本章下文中将要阐述的基本理论均适用于这两种方法。

数据挖掘中的比例失衡分析的共同特征,是将复杂的安全性数据库整理为以药品-不良事件组合为分析单位的 2×2 列联表。统计的 2×2 列联表被广泛用于在药物安全之中, 是各种相关性计算方法的基础。2×2 列联表可看作是记账簿,分别清点目标药品与目标事件、目标药品与其他事件、其他药品与目标事件、其他药品与其他事件的报告数字,具体见表7。

表 7　比例失衡分析用列联表

	目标事件	其他事件	合计
目标药品	A	B	A+B
其他药品	C	D	C+D
合计	A+C	B+D	A+B+C+D

从上述表格中一定程度上可以发现药品与不良事件有无关联或者关联的强度。譬如,当某药品与某不良事件之间存在正向关联时,表7中的数字 A 和数字 D 数值应该较大;当某药品与某不良事件之间存在负向关联时,该药品引起的该不良事件数字较小,反之亦然。此时,表 7 中的数字 B 和数字 C 数值应该相对较大。

从列联表中可以计算出反映关联强度的各种统计学指标,譬如报告比数比法(reporting odds ratios, ROR)、相对报告(relative reporting, RR)、比例化报告比值比法(proportional reporting ratio, PRR)。这些方法可以依据频率学派中的重复抽样的理念计算出每个指标的置信区间。最常用的频数方法是 PRR 和 ROR。常用的计算公式如表 8 所示。通常将某一种方法计算指标的置信区间下限与阈值比较,作为信号检测的依据,从而减少信号检测的假阳性率。假阳性结果特别容易发生在观测值或期望值较小时。另一种方法为多元校正[30]。

表 8　2×2 列联表常用的比例失衡分析指标

指标	公式	概率解释
相对报告 (RR)	$\dfrac{A(A+B+C+D)}{(A+C)(A+B)}$	$\dfrac{\Pr(目标不良事件/目标药品)}{\Pr(目标不良事件)}$
比例化 报告比 值比 (PRR)	$\dfrac{A(C+D)}{C(A+B)}$	$\dfrac{\Pr(目标不良事件/目标药品)}{\Pr(目标不良事件/非目标药品)}$
报告比 数比 (ROR)	$\dfrac{AD}{BC}$	$\dfrac{\Pr(目标不良事件/目标药品)\Pr(非目标不良事件/非目标药品)}{\Pr(非目标不良事件/目标药品)\Pr(目标不良事件/非目标药品)}$
信息成分 (IC)	$\mathrm{Log}_2\dfrac{A(A+B+C+D)}{(A+C)(A+B)}$	$\mathrm{Log}_2\dfrac{\Pr(目标不良事件/目标药品)}{\Pr(目标不良事件)}$

文献中比较了各种比例失衡分析方法[32]，同时也对存在的争论进行了详细描述，譬如 ROR 方法与 PRR 方法的相对优缺点[33-35]。更多的争议存在于频数方法与贝叶斯方法孰优孰劣上（见第 56 页详细讨论），这种优劣上的争议最终还是归结于两种方法在信号检测中的灵敏度、特异度和预测值上的比较。

任何一种信号检测方法均适用的一条基本原则：如果仅仅侧重于减少假阳性率，将会遗漏掉重要信息；如果仅仅侧重于减少假阴性率，那将会产生过多的信号从而浪费资源。如何平衡假阳性率与假阴性率依旧是信号检测领域的一大挑战[36]。

数据挖掘方法在药物警戒经过数十年的发展、测试和运用后，提高了一些主要的药物警戒机构的信号检测能力，但是数据挖掘方法对于各个机构的作用是不同的。一些机构，如世界卫生组织乌普萨拉监测中心，只能说他们是获益于数据挖掘方法，因为这些机构不能获取自发呈报系统中的描述文字部分，只能依赖于汇总的数字。但是，对于任何有责任筛查大量自发性报告资源的机构来说，可以考虑将数据挖掘方法作为提升信号检测能力的一个可靠选择。另一方面，很多机构已经利用数据挖掘方法发现了药品-不良事件的关联，这些关联包括已知的、尚在评估中的，或者是评估后被认为无因果关联的。需要注意的是，如果数据挖掘方法在某机构中发现的很多关联都是已知时，有可能但并不一定说明数据挖掘方法在该机构没有效用。数据挖掘方法对已知关联的确认，从某种意义上讲类似于阳性对照。在评估数据挖掘方法或信号检测的价值或作用时需要更多的信息，譬如，数据挖掘方法是在传统信号分析方法之前、同时或之后发现这种关联，以及用了多少人力。综上所述，如 Bate 和 Edwards 所言，目前已累积的经验和知识提示我们，在对待数据挖掘方法时，既不能做过度乐观主义者，也不宜做过度悲观主义者，我们要同时认识到这些方法的优缺点。

频数方法的实例

图 2 是一幅来源于数据挖掘方法（比例化报告比值比，PRR）分析的时序图，该图由 Evans 绘制，描绘了某一种药品-不良事件组合的 PRR 值随时间变化趋势。此图表明数据挖掘方法不仅仅可以用于计

算,还可以用于图形和数据可视化,进而方便信号检测。

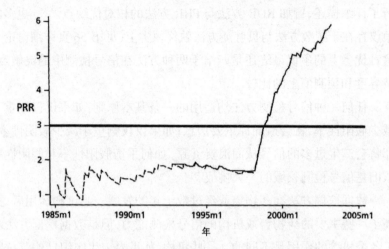

图2　异维甲酸与抑郁关系的 PRR 值时序图

2.贝叶斯方法

尽管比例失衡分析在药物警戒中运用已久[39],该方法的两方面使人们对比例失衡分析重拾兴趣。一方面是如何快速从数百万的 2×2 列联表中计算出相应指标。一个数据库中如有 15 000 种药品、16 000 种不良事件首选语,则将会有 2.4 亿个对应的 2×2 列联表,一个列联表对应一种药品−不良事件组合。对所有可能的表格进行计算工作量较大,但是现有计算机硬件可以实现该工作[40]。

世界卫生组织乌普萨拉监测中心于 20 世纪 90 年代首先将贝叶斯方法运用于药物警戒信号检测中,并使人们重拾对比例失衡分析方法的兴趣。主要的贝叶斯方法包括贝叶斯可信传播神经网络法(bayesian confidence propagation neural network, BCPNN)和多项伽马−泊松分布缩减法(multi−item gamma poisson shrinker, MGPS)。大型稀疏数据库的存在、药物警戒的关注点更多集中在罕见事件,以及包含较多不良事件术语的词典的应用,使得安全性评审员经常会遇到药品−不良事件组合在 2×2 列联表中的单元格 A 中只有少量的观测值和(或)期望值的情况,即单元格 A 的数目是那些同时包含关注药品和关注事件的报告数目。理论上很大程度的可能性是,在大型监管机构的数据库中,真正的药品–不良事件组合报告数较少,甚至一份报告都没有。

在没有生物学证据或先验知识的情况下,基于 5 份报告的观测值/期望值比值(observed/expected, O/E)比起基于 50 份报告的观测值/期望值比值(O/E),在比例失衡分析时说服力更弱些。前者计算结果中方差较大,在报告数较少时也会出现增大(减少)的 O/E 值,随着额外报告的累积,这些 O/E 值或多或少会降低(增加)。在渐进假设下,在本文中不一定适用,可以用标准误差来表示各种关联,而关联在本文中受到单元格 A(怀疑药品–不良反应组合)中报告数量的影响。频率学派已采用统计学检验/非预期的阈值和(或)置信区间来解决这个问题。最近频率学派采用多元校正手段减少稀疏数据库中的变异所带来的挑战[30]。

频率学派方法采用置信区间计算以及各种校正手段来解决报告数较低时所带来的变异。贝叶斯学派方法为了解决观测值或期望值较低时的 O/Es,首选计算一个类似于 PRR(表 8 中的 RR)的指标,假设该指标是整个数据库中的均值,或者设定该值为 1。对于所有药品–不良事件组合(drug–event combinations, DEC)而言,这被认为是无效 RR 或者 O/E 值, 该指标与其他通过各个药品–不良事件组合 2×2 列联表计算而获得的指标通过基于贝叶斯准则的统计学加权相结合。计算所得的 O/E 值是一个复合指标,该指标取值落在整个数据库中的均值或者无效值与对各个药品–不良事件组合 2×2 列联表的计算值之间。当某种药品–不良事件组合报告数为 0,或者观测值或期望值较低时,加权的复合指标等于或近似于无效值。某种药品–不良事件组合报告数较少时,传统方法计算出的指标值由于偏倚可能会较大,贝叶斯法会使复合指标减少到无效值。这就是贝叶斯对于观测值或期望值较低时 O/E 值的压缩。压缩是指当药品与不良事件之间的确不存在关联时,原先计算出的 O/E 值如超过无效值,将会减少到 1 或者无效值(原先计算出的 O/E 值如低于无效值,将会增加到无效值)。这种方式会减少整个数据库的误差,但是对某些药品不良事件组合会带来错误。每种贝叶斯方法的基本理论都是相同的但是在具体操作中会有区别。

另一个不成熟概念：贝叶斯方法首先提出一个潜在假设，由于"充满噪声的"上市后监测数据库中的抽样变异，大多数关联真实的 O/E 值比较接近，并且接近于 1。需要注意的是，自发呈报系统数据库是无限的自发报告总体中的一个样本，对于解释目的是有用的：是一个估算的过程，它不是探索性和描述性的数据分析，所以未必准确，并且可能对信号检测产生不准确的误导。

数据库中所有药品–不良事件组合的报告频数，不仅仅是整个 O/E 值均数的来源，同时也是 O/E 先验概率分布的来源，使得整体 O/E 取值为 1 或者接近于 1，同时 O/E 在整体均数附近有一个波动范围。因此，贝叶斯方法除了总体的无效 O/E 值之外，在一开始就同时协调和评估各种可能的 O/E 或者假设。先验分布的分散程度的宽窄决定了压缩估计的程度。在其他条件相同的情况下，一个在无效值附近聚集、窄的先验分布（类似于样本量较大），对比散在分布于无效值周围的先验分布（类似于样本量较小），前者压缩至无效值的强度会更大。由于首次估计包括点估计和可能值有一定波动范围，某些学者认为某些术语（如，"估计"）是不适当的暗示，等同于用流行病学的探索性数据分析[41]。

对于每种特定的药品–不良事件组合，先验概率通过贝叶斯准则进行校正或更新，产生更新的 O/E 均数和范围以及该药品–不良事件组合相关的概率。更新的 O/E 分布被称为后验概率分布。总的来说，后验分布反映了总体 O/E 的加权均数和某特定药品–不良事件组合的 O/E 比值。尽管先验信息在一定程度上存在偏倚，后验信息基于大量数据、变异较小，也就是说对于报告中小的变化较为稳定。因此在初始阶段权重较多，当某种特定的药品–不良事件数量达到一定值时权重减少。这可看作是在信息有限时持怀疑态度。BCPNN 和 MGPS 的主要区别在于两种方法先验分布选择不同以及用不同方式进行数据拟合。

缩减法，也就是将贝叶斯方法应用于表 8 中所列出的简单方法。缩减方法有不同的名字，包括 BCPNN 方法中的信息成分（IC）和 MGPS 中的经验贝叶斯几何均数（EBGM）。每种指标均有其相应的置信区间上限和下限，譬如 EBGM 的下 5 分位数用 EB05 表示。注意在文献中有两种不同的概念都使用了 EBGM 的简写，一种是经验性贝叶斯伽马混合,一种是经验贝叶斯几何均数。

贝叶斯法例子

图 3 是 BCPNN 数据挖掘方法产生的时间扫描图。时间扫描图是由世界卫生组织乌普萨拉监测中心研发出的图形,时间扫描图描绘了某特定药品-不良事件组合数随着时间推移报告数增加时的 O/E 变化趋势。这表明目前数据挖掘方法除了提供计算结果外,不仅能用图形和数据可视化的形式助力信号检测,还能在病例水平进行深入挖掘。除了数据挖掘方法的图形输出外,图 3 提供了比例失衡分析在每一个时间点上的潜在动态过程。

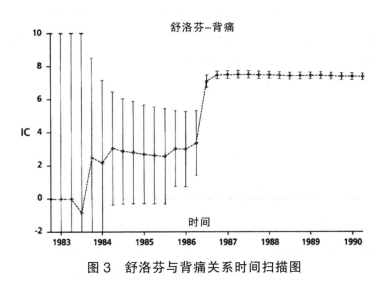

图 3　舒洛芬与背痛关系时间扫描图

检查统计学信号随时间变化,比如说在不同的时间数据库中有或没有关注药品或事件报告进入,对加强有关对比例失衡分析潜在过程的理解是有帮助的。IC 初始值为 0,意味着 O/E 为 1($\log_2^1=0$)。这反映了药品与不良事件独立的先验假设。这相当于数据库中目标药品报告数为 0,从而压缩或 O/E 无效值为 1。由于数据有限所以置信区间较宽。从 1983 年中期开始,IC 变为负数(O/E<1,$\log_2^{O/E}<0$)同时置信区间变窄。这与舒洛芬引起的其他不良事件进入数据库有关。舒洛芬引起的其他不良事件与其他药品引起的背痛报告,使得舒洛芬-背痛组合的期望值增加,然而舒洛芬-背痛组合的观测值并未增加。接着从 1983

年最后一个季度开始,随着数据库中出现了第一例舒洛芬–背痛报告,IC 变为正数,因为此时舒洛芬–背痛组合的期望值是低的(整个数据库中舒洛芬相关报告只有 46 份)。注意此时由于信息有限,置信区间依旧较宽。当随着舒洛芬–背痛报告数累积,IC 值增加的同时置信区间变窄。1985 年第四季度,数据库中出现了舒洛芬–背痛的第 3 份报告,从而使得 95% 置信区间下限超过 0,从而提示为 SDR。

3.频数法与贝叶斯法的比较

实际上当观测值和(或)期望值较低时,相对于频数法,在自发呈报系统数据分析中使用贝叶斯法将会取得相对较低的报告比值比,因此贝叶斯法在某个时间点发现的药品–不良事件关联数较少。这是因为很多组合压缩至 1,即药品与不良事件不存在关系,而在其他方面贝叶斯法和频数法是相同的。频数法与贝叶斯法是否存在差别以及差别有多大取决于每种方法特定的操作细节。许多药品–不良事件的关联是虚假关联,贝叶斯法提供切实有效的方法,减少了当信息有限时引起的假阳性结果。但也需要考虑对可靠关联的压缩所带来的风险与假阳性结果之间的平衡。虽然总体的准确性有其优点,数据挖掘算法或方案允许出现较多数量非严重误差,从而减少严重误差的数量也是有其优点的。当对药物警戒中分类误差的频数和后果缺乏清晰的理解时,很难去说一种算法或一组算法或数据挖掘方案,在所有情况下都是较好的方法[40]。

同样,当频数法与贝叶斯法最终都发现了某种药品–不良事件关联时,在常规分析时频数法会更早发现这种关联,尽管贝叶斯法不常用报告数量最低阈值作为发现关联的一条标准。这就强调了除了在某个给定时间点某方法或其他方法是否发现了关联,同时信号检测的及时性也很重要[42,43]。从实践角度讲,当药品–不良事件组合报告数为 5 份或以上时,频数法结果与贝叶斯法基本一致,但是在某些特定情况下两种方法分析结果尚有差异[32,44-47]。

4.数据挖掘方法效能评估

关于更复杂的定量信号检测方法,读者脑海中有两个问题,第一个问题是该方法是否比传统方法更好?第二个问题是在频数法与贝叶斯法中是否有一种推荐的方法？这些问题都很重要，需要我们继续证实，但这里我们只讨论一部分要点。

前文提及过，更复杂的方法已被证实是药物警戒中一种可靠的工具，在一些主要的药物警戒机构中已被报道能提高信号检测效能。但是这些方法的效能间差异较大。因此，这些复杂的方法能否、或在多大程度上提高信号检测，视情况而定。效能上的差异不仅仅表现在不同机构之间，同时表现在不同药品之间。譬如，对于新上市药品和上市已久的药品之间，这些方法的结果就存在差异。显然，信号检测方法对一个机构产生的额外的价值取决于该机构之前所用的信号检测策略和方法。因此，很难将数据挖掘向外推进而通用于现实中的药物警戒情况。需要指出的是大多数传统的药物警戒方法虽然使用时间较长，但是也并未经过严格验证。

大部分已发表的验证包括采用筛选方式对真实的自发呈报系统数据进行回顾性评估。在本文中引用了很多这样已发表的验证。少部分发表的验证采用模拟数据[36]，有些研究同时使用了真实数据和模拟数据[51,52]。

已发表的验证活动在效能结果上的报告差异较大，主要表现在灵敏度、特异度、接受者操作特性曲线（ROC）、预测值和（或）需要检测的数量。因此，尽管有相当数量的文献报道，数据挖掘相对于传统方法在多大程度上提升了机构的信号检测效能依旧不清楚。同时，不同数据挖掘方法间统计学属性差异以及在真实药物警戒活动中的差异依旧不清楚。因此有学者指出，数据挖掘在虚拟环境外，不同数据挖掘统计学属性如何转化以及能否真正转化为临床差异是一项艰巨的任务。

以下是评价和评估药物警戒中数据挖掘需要注意的事项。

药品–不良事件金标准数据集的构建（真阳性和真阴性），金标准数据集可用于评价定量方法，然而该工作难度较大，尚未有统一的方法去构建金标准数据集。

目前的比例失衡分析方法可以从大量可行的数据挖掘方法中任意选择，这将会有两个必然结果。首先，大量的可选择的分析方法增加了探究能力，但同时它通过将回顾性的数据挖掘分析与之前的预期相匹配去强调已公布的警示而非对偏差进行确认。其次,不同数据挖掘方法、或不同数据挖掘方法组合之间结果的差异可能与各种方法内在的属性有关。

一些分析上的选择会通过实际的数字输出来影响效能。譬如,除了基本的算法、指标、阈值之外,还包括:

●数据库,如公开、私有、内部[55-57]。

●只分析怀疑药品还是同时分析怀疑药品与并用药品。

●将整个数据库还是从数据库中选择某个数据集作为比较的背景[35]。

●分析是否通过传统的协变量分层来控制混杂因素[58-60]。

●是否考虑不良事件或药品词典的层级[61,62]。

贝叶斯法对于大型稀疏数据库,可以有效减少假阳性结果。

对输出定量结果的应对的选择不同,会对信号检测效能产生影响(譬如,判断是否是信号时,这些结果与传统方法是同时联用还是顺序联用)。

某些因素不容易评估,并且在已发表的数据挖掘方法中基本没有被纳入。统计学信号如何进行评估就是其中一个例子。分析家可以挑选那些仅仅在统计学中有关联的首选语(PT)进行评估,或者挑选不仅在统计学中有关联同时在医学上有关的首选语(PT)进行评估。不同的流程会导致不同的效能以及不同方法间效能的差异。另一个例子是计算的强度,计算强度决定了完成数据挖掘分析所需要的时间,不同算法间计算强度差异较大。这未必会影响真实的数据输出或者对于统计学信号的应对,但是对于现实中的药物警戒效能会有实际的影响[63]。

其他因素,包括每种数据挖掘算法本身的数学属性,会导致结果的多样性,从而使效能评估变得复杂[24]。

当用新方法与传统方法比较时,具有挑战性的是如何对比以下两方面:信号在"雷达屏幕"上首次出现时通过传统方法回顾性的准确定位,以及这个信号何时被最终确认并采取措施,如果不能做到这点就会在方法比较评估时产生偏倚[64]。

最后,在不同的灵敏度与特异度以及不同的分类误差幅度之内,在理论上如何去运算成本和效用,尚没有共识。譬如,为了提早 6 个月检测到一个真实的药品引起的间质性肾炎,产生了多少假阳性结果为代价?

四、申明和综述潜在利益冲突

对用于药物警戒的数据挖掘软件兴趣陡增的一个正面结果是各方合作增加,包括药企、监管机构、软件提供商和其他利益相关者。但是,这同时也会带来利益冲突和(或)潜在利益冲突的增加,在药物警戒的数据挖掘公开讲演和发表资料中,在实际可行的程度上,清楚地披露所有潜在的利益冲突十分重要。在生物科学中可能最被广泛公认和讨论的冲突就是研究设计中的商业利益冲突和伦理问题了[65],知识产权冲突也时有发生。除了上述推荐的申明策略,读者应意识到商业和知识产权方面所有可能的竞争利益,这将有助于选择数据挖掘文献。以下来自生物医学文献中对"利益冲突"的定义可以作为一个这方面的有用参考:"当追求次要目标对实现主要目标有不利影响时,就会产生利益冲突。在医学期刊中,首要目的是准确描述研究,公正地讨论研究的解释和局限性。次要目的可以是任意事情(经济获益、个人关系、知识产权),这使得作者夸大或诋毁研究结果,选择性隐瞒相关数据和讨论,或者夸大或减少研究的缺陷"[66]。

五、结论和建议

药物警戒分析工具在过去的 10 年里有了巨大的扩展,纳入了额外的基于 2×2 列联表分析的可靠的定量方法,这些方法复杂程度不同,通常被称为数据挖掘方法。

在主要的药物警戒机构中,数据挖掘方法的使用提高了信号检测的绩效,但是结果与当时所处环境有很高的依赖性。

负责从大型安全性数据库中筛选自发性报告的药物警戒机构,可能尤其适合应用数据挖掘方法补充或(假如可能)替代传统方法,从而提高它们的效果。

尽管一些数据挖掘方法被很激进的推广,但是在宣扬某种数据挖掘方法或数据挖掘方法组合在各种情况下都优于其他方法时,需要仔细考虑其复杂性及评估分类效果时的不确定性。

　　每种数据挖掘方法均有其各自的优缺点,统计学关联并不意味着临床关联。当做判断时,需要综合考虑数据挖掘方法生成信号的阈值设定以及依赖于环境的其他因素。

参考文献

[1] Hauben M et al. The role of data mining in pharmacovigilance. Expert Opinion on Drug Safety,2005, 4(5):929–948.

[2] Napke E. Drug adverse reaction alerting program. Canadian Pharmacists Journal 20 (1968)251–254.

[3] Patwary KW. Reports on statistical aspects of the pilot research project for international drug monitoring. Confi dential report prepared for WHO, Geneva, 1969.

[4] Venulet J. Adverse reactions to drugs. WHO research centre. International Journal of Clinical Pharmacology, 1973 Apr, 7(2):253–64.

[5] Finney DJ. Systematic signalling of adverse reactions to drugs. Methods Inf Med. 1974 Jan,13(1):1–10.

[6] Mandel SP, Levine A, Beleno GE. Signalling increases in reporting in international monitoring of adverse reactions to therapeutic drugs. Methods Inf Med, 1976. 15(1):1–10.

[7] Levine A, Mandel SP, Santamaria A. Pattern signalling in health information monitoring systems. Methods Inf Med, 1977, 16(3):138–44.

[8] Stricker BH, Tijssen JG. Serum sickness-like reactions to cefaclor. Journal of Clinical Epidemiology, 1992 Oct, 45(10):1177–84.

[9] Rosenthal S, Chen R, Hadler S. The safety of acellular pertussis vaccine vs whole –cell pertussis vaccine. A postmarketing assessment. Archives of Pediatric & Adolescent Medicine. 1996 May,150(5):457–60.

[10] Moore N et al. Reports of hypoglycemia associated with the use of ACE inhibitors and other drugs: a case/non-case study in the French pharmacovigilance system data base. British Journal of Clinical Pharmacology, 1997, 44:513–18.

[11] Bate A et al. A Bayesian neural network method for adverse drug reaction signal generation. European Journal of Clinical Pharmacology, 1998 June, 54 (4): 315–21.

[12] DuMouchel W. Bayesian data mining in large frequency tables, with an ap-

plication to the FDA spontaneous reporting system. American Statistics, 1999 Aug, 53 (8):177–190.

[13] Bate A et al. Pattern recognition using a recurrent neural network and its application to the WHO data base. 17th International Conference on Pharmacoepidemiology, Toronto, Canada,2001. Orre R et al. A Bayesian recurrent neural network for unsupervised pattern recognition in large incomplete data sets. International Journal of Neural Systems, 2005, 15:207–222.

[14] Purcell P, Barty S. Statistical techniques for signal generation: the Australian experience. Drug Safety, 2002, 25(6):415–421.

[15] Verstraeten T et al.; Vaccine Safety Datalink Team. Safety of thimerosal-containing vaccines: a two-phased study of computerized health maintenance organization databases. Pediatrics. 2003 Nov, 112(5):1039–48.

[16] Bate A. Bayesian confidence propagation neural network. Drug Safety, 2007, 30(7):623–625.

[17] FDA Guidance for Industry: good pharmacovigilance practices and pharmacoepidemiological assessment.

[18] EMEA Guideline on the use of statistical signal detection methods in the EudraVigilance data analysis system, Doc. Ref. EMEA/106464/2006 rev.1.

[19] The MHRA Good Pharmacovigilance Practice Guide. 2009. The Pharmaceutical Press, ISBN 978 0 85369 834 0.

[20] Hauben M, Reich L, Chung S. Postmarketing surveillance of potentially fatal reactions to oncology drugs: potential utility of two signal detection algorithms. European Journal of Clinical Pharmacology, 2004, 60(1):747–750.

[21] Hauben M, Reich L. Communication of findings in pharmacovigilance: use of the term "signal" and the need for precision in its use. European Journal of Clinical Pharmacology,2005, 61(5–5):479–480.

[22] Hauben M, Aronson J. Defining 'signal' and its subtypes in pharmacovigilance based on a systematic review of previous definitions. Drug Safety, 2009, 32(2):99–110.

[23] Meyboom RHB et al. Signal selection and follow-up in pharmacovigilance. Drug Safety, 2002,25(6):459–465.

[24] Hauben M et al. Illusions of objectivity and a recommendation for reporting data mining results.European Journal of Clinical Pharmacology, 2007; 63(5):517–21.

[25] Szarfman A, Machado S, O'Neill RT. Use of screening algorithms and computer systems to efficiently signal combinations of drugs in the US FDA's spontaneous reports database. Drug Safety, 2002, 25(6):381–392.

[26] Hauben M, Reich L. Valproate-induced Parkinsonism: use of a newer phar-

macovigilance tool to investigate the reporting of an unanticipated adverse event with an "old" drug. Movement Disorders, 2005, 20(3): 387.

[27] Moore N et al. Biases affecting the proportional reporting ratio (PPR) in spontaneous reports databases: the example of sertindole. Pharmacoepidemiology and Drug Safety, 2003,12(4):271–281.

[28] Pariente A et al. Effect of date of drug marketing on disproportionality measures in pharmacovigilance. The example of suicide with SSRIs using data from the UK MHRA. Drug Safety,2009, 32(5):441–47.

[29] Hauben M et al. Data mining in pharmacovigilance: the need for a balanced perspective. Drug Safety, 2005, 28(10):835–842.

[30] Hochberg AM et al. Using data mining to predict safety actions from FDA adverse events reporting system data. Drug Information Journal, 2007, 41:633–43.

[31] IC and RR formulated in a Bayesian framework in BCPNN and MGPS, respectively.

[32] van Puijenbroek EP et al. A comparison of measures of disproportionality for signal detection in spontaneous reporting systems for adverse drug reactions. Pharmacoepidemiology and Drug Safety, 2002, 11:3–10.

[33] Rothman KJ, Lanes S, Sacks ST. The reporting odds ratio and its advantages over the proportional reporting ratio. Pharmacoepidemiology and Drug Safety, 2004, 13(8):519–23.

[34] Waller P et al. The reporting odds ratio versus the proportional reporting ratio: deuce. Pharmacoepidemiology and Drug Safety, 2004, 13(8):525–26.

[35] Gogolak V. The effects of backgrounds in safety analysis: the impact of comparison cases on what you see. Pharmacoepidemiology and Drug Safety, 2003, 12: 249–252.

[36] Hauben M, Patadia VK, Goldmsith D. What counts in data mining? Drug Safety, 2006,29(10):827–32.

[37] Data mining in spontaneous reports. Basic and Clinical Pharmacology & Toxicology, 2006,98(3):324–330.

[38] Personal communication, SJW Evans.

[39] Moore N, Thiessard F, Begaud B. The history of disproportionality measures (reporting odds ratio, proportional reporting rates) in spontaneous reporting of adverse drug reactions. Pharmacoepidemiology and Drug Safety, 2005, 14:285–286.

[40] Hauben M et al. The role of data mining in pharmacovigilance. Expert Opinion on Drug Safety,2005, 4(5):929–948.

[41] Hauben M, Bate A. Data mining in drug safety. In Aronson JK (ed). Side effects of drugs annual 29. Amsterdam: Elsevier Science Ltd., 2007, xxxiii–xlvi.65

［42］Chan KA, Hauben M. Signal detection in pharmacovigilance: empirical e-valuation of data mining tools. Pharmacoepidemiology and Drug Safety, 2005, 14(9): 597–99.

［43］Hochberg AM, Hauben M. Time-to-signal comparison for drug safety data mining algorithms vs traditional signalling criteria. Clin Pharmacol Therapy, 2009, 85(6):600–606.

［44］Hauben M, Reich L. Safety–related drug–labelling changes: findings from two data mining algorithms. Drug Safety, 2004, 27(10):735–744.

［45］Hauben M, Reich L. Drug–induced pancreatitis: lessons in data mining. British Journal of Clinical Pharmacology, 2004, 58(5):560–62.

［46］Hauben M. Application of an empiric Bayesian data mining algorithm to reports of pancreatitis associated with atypical anti–psychotics. Pharmacotherapy, 2004, 24(9):1122–29.

［47］Hauben M. Trimethoprim-induced hyperkalemia-essons in data mining. British Journal of Clinical Pharmacology, 2004, 58(3):338–339.

［48］Hauben M. Early postmarketing surveillance: data mining points to consider. Ann Pharmacotherapy, 2004, 38(10):1625–1630.

［49］Roux E et al. Evaluation of statistical association measures for the automatic signal generation in pharmacovigilance. IEEE Transactions on Information Technology in Biomedicine, 2005,9(4):518–27.

［50］Roux E et al. Spontaneous reporting system modelling for the evaluation of automatic signal generation methods in pharmacovigilance. In Advances in statistical methods for the health sciences, Boston: Birkhauser, 2007.

［51］Rolka H et al. Using simulation to assess the sensitivity and specifi city of a signal detection tool for multidimensional public health surveillance data. Statistics in Medicine, 2005,24(4):551–562.

［52］Matsushita Y et al. Criteria revision and performance comparison of three methods of signal detection applied to the spontaneous reporting database of a pharmaceutical manufacturer. Drug Safety, 2007, 30(8):715–726.

［53］Hochberg AM et al. An evaluation of three signal detection algorithms using a highly inclusive reference data base. Drug Safety, 2009, 32(6):509–25.

［54］Hauben M, Reich L. Reply: The evaluation of data mining methods for the simultaneous and systematic detection of safety signal in large databases: lessons to be learned. Br J Clin Pharmacol, 2006, 61(1):115–17.

［55］Cesana M et al. Bayesian data mining techniques: the evidence provided by signals detected in single-company spontaneous reports databases.

［56］Hammond IW et al. Database size and power to detect safety signals in pharmacovigilance. Expert Opinion on Drug Safety, 2007, 6(6):713–21.

[57] Czarnecki A, Voss S. Safety signals using proportional reporting ratios from company and regulatory databases. Drug Information Journal, 2008, 42: 205–210.

[58] Hopstadius J et al. Impact of stratification on adverse drug reaction surveillance. Drug Safety,2008；31(11):1035–48.

[59] Evans SJW. Stratification for spontaneous report databases. Drug Safety, 2008, 31(11):1049–52.

[60] Hopstadius J et al. Stratification for spontaneous report databases. Drug Safety, 2008,31(12):1146–47.

[61] Henegar C et al. Building an ontology of adverse drug reactions for automated signal generation in pharmacovigilance. Computers in Biology and Medicine, 2006；36:748–767.

[62] Pearson RK et al. Influence of the MedDRA hierarchy on pharmacovigilance data mining results. International Journal of Medical Informatics, 2009 (in press).

[63] Hauben M et al. Data mining in pharmacovigilance: computational cost as a neglected performance parameter. International Journal of Pharmaceutical Medicine, 2007, 21(5):319–23.

[64] Hauben M, Reich L. Potential utility of data–mining algorithms for early detection of potentially fatal/disabling adverse drug reactions: a retrospective evaluation. Journal of Clinical Pharmacology, 2005, 45(4):378–84.

[65] Guideline 22–Commentary in International Ethical Guidelines for Epidemiological Studies.CIOMS, Geneva, 2009, pp. 88–89.

[66] Annals of Internal Medicine, 2004: 141(1): 73–74.

[67] Banks D et al. Comparing data mining methods on the VAERS database. Pharmacoepidemiology and Drug Safety, 2005, 14:601–609.

怎样制订信号检测策略

一、利益相关者的看法

一个设计及运行合理的药物警戒系统能支持理想的信号检测策略,同时关注利益相关者的期望是十分重要的。这些利益相关者主要分为以下四类:①消费者;②处方者;③政府监管者;④制药商(申办者)。他们的期望可总结如下。

1.消费者的期望

消费者对监管过程中的几点期望乍看起来是合理的,但实际上对于企业和监管者来说很难去满足。这些期望可以概括为以下几点:

- 由监管机构批准的任何一种药物都 100% 安全、有效。
- 如果药物存在安全问题,则应在容器标签和(或)包装上予以声明。
- 在制造过程中不应存在危及安全,或中断产品供应链的质量控制问题。

另外,在某些情况下,消费者期望公司/制药商有责任为使用药物所产生的任何问题提供医疗管理资源,和(或)对任何伤害做出赔偿。

消费者对自己在构建卫生政策和流程中的合理角色越来越感兴趣。对此,应承认消费者在药物警戒中是关键的利益相关者,世界各地的监管机构正逐渐重新审视他们先前对消费者期望的观点。因此,到目前为止,一些解决消费者对药品安全担忧的尝试已被实施。如澳大利亚患者医学信息(consumer medicine information,CMI)手册或 FDA

用药指导项目等举措试图教育公众和媒体对他们所购买或被开具处方的药品风险。

消费者意识的提高对由信号检测产生的安全信息的影响越来越深(例如与日俱增的来源于消费者的不良事件报告)。2008 年 FDA 决定定期公布药品安全信号,这一举动将公众的注意力集中到前所未有的高度。

2.处方者的期望

总体来讲,处方者期望如下:

• 制药公司应妥善记录处方者所观察到的临床安全问题,并及时上报药物监管机构,必要时采取措施。

• 监管机构应对所有药品进行监控,以确保透明地沟通任何的利益–风险变化。

• 通过给医生/医疗专业人员的信函 (Dear Doctor/Healthcare Professional letter)等方式及时告知任何新出现的、没有包含在原有产品信息(PI)中的重大安全问题。

• 更新的产品信息是可随手获得的,公司销售代表能准确、及时地提供完全符合监管标准的产品信息。

• 与消费者一样,可得到一个联系公司员工的渠道,这个员工可以对每个请求提供特定信息。

3.政府监督管理者的期望

政府会通过专业的行政机构实施对药物安全性的持续监测,通常情况下,这些机构指的是国家或地区的卫生部门。政府也希望这些监管机构能够客观、公正、有能力地评价药品安全性信息。监管职责包括运行强大的监测系统,这个系统能够及时对其市场上的产品安全问题检测出信号。

监管机构对制药商的期望概括如下:

• 行为负责、符合道德,并且遵守国家法律及法规。

• 在新药申请时提供所有的相关信息。

• 及时报告由新的安全数据所带来的任何受益/风险比改变信息。

• 提供的产品信息是最新的,并能支持产品的安全使用。

4.对制药商的期望(申办者)

监管机构、消费者和开具处方者对制药商的期望如下:

• 维持药物警戒质量体系,保证其资源充足。

• 及时通知监管机构对任何新的安全问题,采取适当的行动(对产品信息的修改、给处方者致信、产品召回等)。

• 持续评估药品在特殊人群、过量用药和药物滥用中的不良反应。

• 通过评估产品投诉找出潜在的生产问题。

• 雇佣明确的个人(连同详细联系方式)作为指定人员负责公司产品的药物警戒(在某些地区)。

• 在其他司法管辖区采取任何有关产品安全的重大监管行动都应告知相关监管部门。

优质药物警戒系统的运营模式离不开连贯、透明并可审计的流程。公司对这些期望的坚持对确保公众对监管体系、公司和产品充满信心是非常重要的。

二、监管方面的考虑和国际指导

在许多地区,管理产品监测的药品警戒法规是根据药品的注册状态而区分制订的。将药品审批前、后进行显著区分,反映了两者在人体安全用药数据上的有效性、数量及质量的区别,也就有了重要的方法论提示信号检测中应如何选择所使用的工具和数据集。标准的信号检测程序贯穿于药品整个生命周期,虽然 ICH 的指导方针很大程度上已经为个例不良事件报告计划提供了一些标准,但是企业、监管机构和学术界对其本质和范围并没有达成共识。尽管如此,简要回顾一些关键的指导和规章还是非常有意义的。

1.上市前信号检测

对于上市前药物的信号检测来说,与上市后一个非常重要的区别就是,根据临床研究管理规范,它的数据是在严格控制的环境下收集到的结构化数据,这使得它有非常精确的分母,并且可以在两个甚至两个以上精心选择的人群中比较不良事件的发生率。在随机对照研究中,研究者和研究对象的双盲有助于减少确定不良事件的偏倚。这与自发报告系统完全相反,自发报告系统依赖于第三方来确认和报告潜在的与药物产品有关的安全信息。

CIOMS Ⅵ工作组(临床试验安全信息管理)报告中详细介绍了如何评估临床试验的安全性,从而确定新出现的安全信号。CIOMS Ⅵ主要通过以下来源识别新的安全信息:①严重的个例安全性报告的评估;②不考虑严重性或因果关系,定期汇总评估可获得的临床安全数据(包括临床不良事件和实验室参数);③评估揭盲的研究,包括单个研究结果和适当情况下的汇总分析。它也强调在信号检测中应用临床判断的必要性。CIOMS Ⅵ工作组制订了临床开发中有关药品协调定期安全的指导方针。

2.上市后监测

在多数辖区,尚未明确将个例病案报告纳入到信号检测和数据挖掘的相关法规中。在应用统计学数据挖掘方法的过程中,我们应该意识到在特定的自发性报告数据库中的个例安全性报告数据,反映了该地区或区域对个例报告的要求。对被分析数据的内容和固有偏倚有一个基本理解对正确解读统计数据挖掘结果是十分重要的。

从全球范围来看,针对上市后环境下的安全信号检测和评估,ICH 已经出台了几个相关文件。ICH 指南 E2C(临床安全数据管理:上市后产品定期安全性更新报告)和上市后安全数据管理(快速报告的定义和标准)为全球的卫生当局提供了一个药物警戒程序要求和安全信息报告和评估机制的技术框架。ICH 指南 E2E(药物警戒计划)对常规药物警戒程序进行了规划,还清楚涵盖了"包括信号检测、问题评估、标签更新、与监管部门的联系在内的",持续监测上市后药物的安全性。ICH E2E 的附录里还介绍了数据挖掘在个例报告分析中的辅助作用。

在欧盟国家,《欧盟药物管理规则》第 9A 卷规定了在欧盟法律框架内解读和实施药物警戒的指导方针。与统计学数据挖掘方法有关的是,EMA 的 EudraVigilance 专家工作组已经出台了有关 EudraVigilance 数据分析系统中统计信号检测方法应用的指导方针。

FDA 的良好药物警戒规范和药物流行病学评估指南中提供了数

据挖掘方法的概述,同时明确表明对于信号监测来说正式的数据挖掘程序不是必需的。该指南也将数据挖掘方法置于信号检测程序与其他药物警戒方法相整合的大背景下,例如系列事件报告率和发生率的评估和确定。

三、将数据挖掘整合到信号检测程序中的价值

鉴于自发性报告数据(见第Ⅳ章)和统计学数据挖掘方法(见第Ⅶ章)的局限性,当一个组织考虑要将数据挖掘方法整合到药物警戒整体程序中时,需要明确定义组织变化的运作目标及计划,以及可能需要的额外资源。

许多报告已经描述了统计学数据挖掘算法的回顾性应用,用以评估已知的药品不良反应是否可能更早发现,这个"更早"通常相对于采取监管行动的时间(例如处方信息变化和产品召回)。这些回顾性评估结果并不一致,一些作者报告说,相较于数据挖掘算法,传统的程序能够更快地确定关联性,然而亦有人持相反观点。目前对现有统计学数据挖掘方法应用的预测效能知之甚少。这不能被理解为统计学数据挖掘方法是无用的。相反,Bate 和 Edwards 指出最现实的看法会介于"过分乐观"和"相当悲观"之间,这些方法的优、缺点应被全面考虑到。

当回顾数据挖掘文献时,应进一步考虑到潜在的利益冲突问题。随着数据挖掘软件供应商、监管机构和制药公司之间联系的增加,利益冲突应充分公开。这些竞争利益的一部分与特定数据挖掘算法的商业和知识产权相关。

统计学数据挖掘方法作为药物警戒程序的辅助手段所带来的价值增加最终依赖于组织对潜在收益与局限性之间的仔细评估。系统采用数据挖掘方法的实际意义应当被考虑在内(见第四、五节)。尽管科学评估所增加的价值存在挑战,但是系统收集信号检测方法将有助于评价信号检测方法作为药物警戒程序一部分的效率与效果。

四、需要考虑的实用性、技术性和战略性要点

当设计和执行一个信号检测程序时,绝没有"万灵丹",因此也就

无法提供一个通用的关于如何将统计学数据挖掘方法与整体信号检测程序整合起来的规范建议。建议读者在对信号检测程序的实用性、技术性和战略性做决定时要考虑以下几点。从负责监控市场上所有药物安全性的监管部门，到一家正在向市场投放新药品的公司，决定时均应考虑到实际情况的影响。

1.数据类型和来源的选择

公开访问的自发性不良事件报告数据

监管机构和国际监测中心通常有自己的信号检测程序，用于检测各自地区内对患者安全有影响的安全信号。上市许可证持有者(marketing authorization holders, MAHs)可以考虑在他们的信号检测系统中纳入一个部分：公开的不良事件数据库部分。这类型的数据库最典型的例子就是 WHO 的 Vigibase 和美国 FDA 数据库：确认直接报告给监管部门而不是 MAH 的不良事件。

采用比例失衡及其他统计分析方法，对比在药理作用上同类的其他产品，检查 MAH 产品相关的不良事件报告的特点。当由于产品和不良反应的数据表现为数量有限或多样性而致使 MAH 的内部安全数据库不能提供强有力的参考数据集时，上述方法是特别有帮助的。

公司自发性不良事件报告数据

MAH 可以考虑将最先进的数据挖掘技术应用到他们自己的不良事件数据库中(公司安全数据库)。MAH 维护这个数据库用于满足监管义务，根据国家和区域要求来审查、提交个例安全性报告(individual case safety reports , ICSRs)以及定期安全性报告。在用公司安全数据库设计数据挖掘程序之前，MAH 应当考虑以下几点：

公司数据库可能太小和太过专一化(如，与某一特定药物相关的一个治疗领域或不良反应的比例过高)。

公司数据库中的数据可能会受有关药物-事件组合报告的频率偏倚影响，这是因为有很多因素可以影响报告行为，例如对特殊药物-事件组合的着重关注(如媒体报道，处方信息的显著变化)和上市时间(Weber 效应：在上市后的最初两年报告频率很高，随后呈下降趋势)。

临床试验数据

在药品的整个研发周期中,临床试验被给予高度重视。设计良好的随机对照试验提供了高质量不良事件数据,其能提示治疗组和非治疗组之间反映不良事件风险的不平衡。尽管在整体信号检测程序中临床试验数据的相对重要性趋向于减弱,上市后经验的重要性增强,但是批准后带有安全性终点的研究应当被考虑在内,必要时将其作为安全监测与风险管理计划的一部分。临床试验数据中信号检测的原则和实际建议已经纳入到 CIOMS VI 工作组的报告中。

其他数据来源

由于数据保密和专有的特性,并非下面和第 V 章讨论的所有数据来源都是很容易获取的。在给定的信号检测程序中,若要额外增加数据进行分析,需要评估其所带来的价值对比获取该数据所需的人力物力。

越来越多的医疗数据来源(如医疗记录和保险索赔)已经电子化。这些数据可用于药物流行病学研究和安全监测,特别是解决特定的研究问题或者目标安全问题。典型的流行病学和药物警戒注意事项是:

问题能否被合理精准地转变成一个具体的研究或监测计划?如何定义研究人群和关注终点?

从患者人群和产品应用模式等方面,正在考虑应用的数据库中所包含的信息是否适用于解决现有问题?

数据库是否能够提供充足的样本量?

哪些伦理和隐私问题需要考虑在内?

使用特定数据源或分析方法,能为更好地理解给定安全问题带来什么样的价值?评估价值时需要考虑是否有其他方法可以用于补充目前方法的局限性。

2.数据的属性

当开发和执行信号检测程序时,需要透彻地了解所使用的数据库(数据源),包括根据信号检测目的所选择的数据的优、缺点等,比如,数据库的大小、所涵盖药物的类型、编码惯例以及可用的证据级别。

数据集的数据量

数据量小:可考虑专家临床评估,辅以数据分层和优先级排序的算法,自动交叉参考临床安全信息(或其他参考资料,如产品特性和包装概要)和文献参考资料。

数据量大:增加数据挖掘为大量数据筛选的一种方式。大部分数据挖掘方法的理论基础是比例失衡性概念。基于这样的局限性,比例失衡的所有方法基本上是相似的,但是当背景(对照药物组)的范围(只有少数药物产品或专门的单一产品)越狭窄时,其结果就越不能反映整体的报告水平。有时,还有一定的帮助(比如在比较同一类药物或同一类使用人群时,例如疫苗),有时则基本没有帮助。

由于这些方法依据于对比例失衡报告的评估,所以如果报告不稳定和存在严重偏倚,那么信号可能会被隐藏(但明显者仍会突显)。

分层法在掩盖一些信号的同时也会人为加重其他信号,特别是当其中包含更小的层级时。所以,分层时应对重要变量进行分析。

数据集越小,这些限制就越为重要。

数据质量

常用于信号检测的安全数据往往有它自己的质量保证和质量控制程序。例如,涵盖个例安全性报告数据的安全数据库应当符合严格的系统验证要求,应当给予员工足够的符合当地、区域及全球标准的培训。有时,尽管质量标准和数据库体系结构足以满足 ICRS 处理和提交,但并不足以用于整合分析和数据挖掘。更重要的是,在初次报告及立即随访阶段,获取报告事件额外信息的概率最高,因此负责最初病例收集和处理的工作人员必须充分理解信号检测数据收集过程中尽职调查的重要性。有关键几点如下:

• 从最原始的报告者到数据库进行数据输出,这其中每一步的数据清理和质量保证都是非常重要的[15]。

• 拥有提示性语言和支持数据输入的软件是非常有优势的。

• 尽管数据挖掘能暴露缺失数据、查重、群集分析(有时亦能检测误差和错误),但并不能改善数据质量。

数据质量(自发性不良事件报告中信息的完整性)也许可以进行

系统评分并在分析过程中进行呈现。然而,在没有足够证据的情况下,不能自动地将任何数据排除在信号检测分析之外。低质量的报告也可能是代表新出现信号的有效案例。标准调查问卷的应用将有助于系统和持续地收集信息。

可以对结果提出其他不同解释的可能混杂因素包括:

● 影响报告行为的因素,从而影响报告趋势;刺激报告(高度认知)。

● 上市时间:最新投放市场的药物不应与长期上市销售的药物相对比。应选择适当的时间窗进行分析。

● 对照(参考)组的选择:排除感兴趣药物的整个数据库,对比接受某特定药物组的限定患者群(例如接受另一种免疫抑制剂的移植患者)。

数据字典、编码和查询工具

采用一致的方式在数据库中提取数据是至关重要的。不良事件报告数据如何进入数据库将对信号检测中数据提取、处理和分析的有效性和充分性产生影响。安全数据库的设计和配置应做到优化个例安全性报告(processing individual case safety reports, ICSRs)的处理效率,并满足 ICSRs 递交的最新监管要求。这可能会导致一段时间内数据字典版本和编码惯例缺乏一致性。注意力应放在以下的数据领域:

不良事件(反应)术语:在监管活动中,MedDRA 被应用于大多数安全数据库中。在定义时间搜索条件时应考虑字典版本的演变过程,无论是单个 MedDRA 首选术语(PT),还是 MedDRA 首选术语组群(如,标准 MedDRA 分析查询,SMQ),还是 MedDRA 其他各层级的术语群。

药品名称:如果情况允许,通用名称和商品名称都应包括在内。有些药物在不同的地理区域可能会有多种商品名。当仿制药或生物类似药都是可用的且不良事件报告者不能将它们区别时,很难将药品归属于特定的生产商。

报告来源:采用不良事件报告的来源进行分层分析时,这是非常重要的,例如,临床研究与上市后自发性报告。

数据和其他定量值:数据格式和实验室研究结果单位必须是一致

和标准化的。

为了解决某一特定安全问题而确认案例系列时,应当优化不良事件编码和其他数据输入规则。

安全数据库的结构应当方便数据提取、制表和统计分析。

3.监测条件下药物的特性

治疗或药理学类

如监测中的产品隶属于一个存在已知或疑似安全问题的治疗或药理类别,那么对该药品的信号检测程序应当包含及时识别和分析相关案例的方法。采用临床或观察研究来解决这些安全性担忧将会是非常恰当的方法。

产品生命周期和上市时间

有关各种数据来源和分析方法的重要性会随时间发生变化。

在产品首次上市后的早期阶段:严重依赖于临床试验的安全数据。如药物很快得到广泛应用,那么临床试验中未观察到的警示性不良反应案例可能会开始出现。在现实中与产品应用模式有关的安全问题也可能会变得明显。最初自发性不良事件报告数据的评估趋向于将注意力集中于个别事件评估或系列事件分析,而不是最新统计方法的应用。

产品首次上市之后的几年:对上市后罕见事件或潜伏期较长事件的安全数据的重视会逐渐增加。长期观察研究也许会被考虑用于结构化或有针对性的数据收集以解决特殊的安全性问题。如扩大药品的适应证,那么临床试验将继续是新安全信息的可靠来源。

产品上市许多年后:由于产品的成熟以及安全性概况的确定,故检测出新安全信息的概率将降低。然而也有上市很多年后仍检测出安全信号的著名例子,如与促红素有关的纯红细胞再生障碍性贫血。

4.监测条件下患者人群的属性

对特定产品的信号检测需要考虑事件发生的治疗组患者人群的人口统计学和临床特点,当然也要考虑对照组人群的特点。当解读这些结果时,需要考虑治疗组人群中不良事件的发生率和患病率,并与可靠背景率数据的来源相参照结合。

所患疾病和风险因素

观察到的相关性也许是由于治疗的适应证导致而并非治疗的本身所致(例如,假如在肾移植患者中获得了肾衰竭阳性的 PRR,就需要弄清楚该患者人群中的肾衰竭发生率)。以下是需要考虑的变量:

- 并发症。
- 联合用药。
- 观察到的不良事件的危险因素。

人口学信息

以下变量都应考虑在安全数据分析中:

- 性别。
- 年龄。
- 种族。
- 地理分布。

当怀疑药物某一不良反应在不同的人群中会有所不同,通过这些变量进行分层分析是十分必要的。Almenoff 等(2007)[19]曾经展示过一个案例,即应用不相称测定分析探索在人群亚单位中可能的人口统计学效应。

5.定量信号方法的选择

在第Ⅶ章中对各种数据来源和统计方法进行了技术讨论。当采用定量方法设计信号检测程序时,以下几点应该纳入考虑范围内。不论做出何种选择,必须清晰记录定量信号检测所采用的方法,以确保适当解读已生成信号和帮助后续调查计划实施。

统计方法的选择

所选用的统计方法必须与所选择的数据来源是兼容的。安全检测中不同的统计方法通常适用于不同的特定数据类型。例如,比例失衡分析统计方法专门用于分析自发性不良事件数据,因为可靠的患者暴露数据(分母)无法获得。必须充分认识到各种比例失衡分析方法的优点和局限性。在一些情况下,更倾向于应用多种方法进行分析。当调整所选变量(性别、年龄、地理区域、起效时间)以提高统计分析的灵敏度和特异度时,应当考虑分析方法的分层及其他变化。这些调整可能会用于筛选的初始阶段或初筛结果的后续分流,取决于治疗人群和潜在安全问题的特性。不管选择何种方法,在引入之前都要深入试点。

统计方法和相关假设的内在局限性

对照组中特定药物–事件关联的过度呈现:如对照组中的一个药物与调查事件或事件组之间存在强烈的关联性,那么比例失衡分析很可能在检验其他药物与该事件或事件组的关联性时出现假阴性结果。例如数据库中的一个药物 X,它可引起 60% 的案例出现粒细胞缺乏症,但是仅有 10% 案例量被收集到,如果这个药物被分在了对照组中,那么就可能对数据库中剩下的其他测试药物产生粒细胞缺乏症的非显著不相称评分。而将药物 X 从对照组中排除会增加其他药物将粒细胞缺乏症识别为安全信号的灵敏度。

事件组定义很广且包括非特异性术语:如果不是单独的 PT,而是一组 PTs(事件组,例如标准 MedDRA 分析查询),用于生成比例失衡评分,那么将非特异性 PTs 加入事件组定义中可能会导致假阴性结果。例如,药物 Y,神经阻滞剂恶性综合征的事件药物组定义中,除了 PTs"神经阻滞剂恶性综合征"和"恶性高热"之外,假如还包括了 PT "发热",那么因事件组定义特异度的降低,也许就会使不相称评分不具有特异性。然而,这往往是一个两难的境况:当安全问题最初出现的时候,由于信息有限难以清晰定义安全问题的确切性质和程度。

过滤和分类数据挖掘结果的阈值及其他规则

作为初步筛选工具,数据挖掘不可避免地会生成假阳性和假阴性结果,其频率是由使用方法的灵敏度、特异度和阈值及其他处理原则决定的(第Ⅶ章对特异度统计算法和已经发表文献中相关阈值进行了技术讨论)。假阳性和假阴性结果之间的权衡结果在不同的组织中会有所不同,依据以下几个方面:

- 数据挖掘在整体信号检测程序中的地位,这取决于用来补充数据挖掘方法的其他方法。

- 不同数据的特点影响最佳方法学的选择。例如,某小公司的安全数据库可能含有详细的案例信息,包括叙述并可轻松访问原始报告者收集所需额外数据,但是很可能缺乏比例失衡性分析工具所需的规模和多样性。相反,WHO 的 Vigibase 和 FDA 的 AERS 数据库包含更多有限的案例信息,但是包含上千个上市药物四十几年来的数据。上述两个类型的数据库,可用于不同的操作目的,数据挖掘的最适原则(所选用的统计方法和阈值)也会不同。

●统计阈值应根据临床表现、药物周期中的不同阶段、其他方法的应用等实际情况进行调节, 同时也是假阳性/假阴性结果权衡的重要依据。

分析频率

信号检测是一个不间断的系统过程,数据挖掘和其他定量分析必须有规律地定期进行。当安排数据挖掘和其他分析时,下述的几点也应考虑在内。一个单独的信号检测程序预计包含具有不同执行频率的各种分析组件。

每个单位时间内获得的新的不良事件报告信息的量:一个快速增长的数据库一般需要更加频繁地分析。

不良反应的类型:罕见事件的报告,特别是那些严重和以前未观察到的事件,可能需要药物警戒工作人员在收到报告后立即确认。相反,较为普遍事件和已知不良反应按照预先设定的频率在总体水平上进行分析会更好。

整体操作的效率:初始分析和数据挖掘运行,还有后续的调查,能够优化同其他药物警戒过程和重要事件的联系;例如,定期安全性更新报告的生成,主要安全研究的完成情况,风险管理计划或风险最小化计划。

患者暴露数据(分母)的应用

比例失衡分析已经应用于检测自发性案例报告数据,它并不能用于估计特定不良事件的绝对风险(如,发生率)。患者暴露数据有助于评估不良事件报告的时间趋势。然而,在解读报告率时,必须意识到分子(案例数)和分母(暴露量)的局限性,特别是需要考虑到众所周知的不同程度的漏报情况。因此,不建议将推论统计学(置信区间和 P 值)应用到报告率分析中。

五、运营模式和组织架构

1.指导原则

在建立和维护药物警戒程序中应当考虑下述指导原则。这些适用于申办者(如,公司)和监管机构。

药物警戒组织应当在支持药物警戒单元核心责任的运营模式内运行。这一运营模式应当将业务单位与药物警戒活动进行整合及统一;它可以很快地协调、沟通和决策,从而保护患者安全。

药物警戒组织需要工具和流程以优化安全信号检测和评估。应当给予工作人员培训,且这些培训活动应当记录在册。

运营模式内的工作人员需要组织提供基础设施,用以支持产品生命周期中对产品安全的整体监测(例如研发上市和上市后阶段)。当药物警戒工作人员与不同领域的专家(如临床开发、统计、临床药学、毒理学、流行病学)进行常规的合作时,这些基础设施是最有效的。完成这个过程的一个有效方式是通过建立产品或治疗领域团队,基于项目的需求建立一些或全部规则,并定期接触交流。

对产品安全的药物警戒活动和决策需要跨组织、透明、一致,并且符合公司 SOPs 和法律要求。对公司来说,这些活动都应接受常规审计(见下文)。

2.数据管理系统的设计和实施

药物警戒系统的法律和法规要求

这些组织要符合有关上市前、上市后安全监测法律和法规的要求。这些要求对数据挖掘或信号检测系统的技术选择,以及与基础药物警戒数据库的对接,具有直接影响。

另外,药物警戒组织需要符合区域技术标准,这些标准包括电子档案、包括药物警戒信息的存储和交流(如,第 21 条联邦法规第 11 部分)[22]、欧盟的隐私指令和政策中跨越国界的数据交换[23]。系统要求也必须考虑当地对于数据保密和数据保护的要求(如,个人数据保护和信息的商业性质),确保这些数据和信息在信号检测系统的使用和实施过程中不受侵犯。

资源和业务需求

在软件或系统开发之前,应清楚地了解业务需求。除其他因素外,还应考虑以下要求:

处理和分析的安全信息量和复杂性。

可用资源(财务和人力资源,必须能被分配到系统的开发、实施、验证和维护中)要考虑业务需求:

● 建议在选用某一种技术之前对这些资源进行全面评估,评估要考虑到不同技术解决方案的选择(例如,一个现成的数据库或内部开发;内部使用或外包)。

● 某些组织的采购程序要遵守,这需要系统需求、成本、资源和可交付成果的长期规划。

组织结构、用户管理、注册、访问权限与安全:

● 应当考虑访问权限是否仅需要在单一一个地点进行设置,还是在分支机构、区域药物警戒中心这样的众多地理区域内进行设置。

● 对用户权限的定义是至关重要的,系统开发必须适应不同级别的访问,也就必须要有相应的安全功能进行支持。

其他技术和操作方面的考虑,如:

● 与现有的 IT 基础设施的整合。

● 系统在备份和业务连续性上的有效性。

● 对现成的产品进行用户化定制,以及系统的维护和更新(如系统升级)所需要的资源和成本。

用户与系统的交互

优化用户与他们所应用系统接口的方式是十分重要的。系统的易操作性往往影响着用户对系统的接受度和使用度。系统的最佳使用,将有助于确保药物警戒活动在组织的产品组合或国家上市授权范围内的有效运行。

避免用户需求和管理系统的复杂性和资源之间的不匹配非常重要:

● 为了最大限度地降低成本和风险,建议在系统设计工作开始前,建立一个记录用户需求的综合列表,且与潜在利益相关者分享。

● 核心用户群/利益相关者与 IT 系统设计者在整个研发阶段保持

紧密协作以保证满足用户需要,这一点也是非常重要的。

- 对技术支持人员和业务用户的培训需要仔细考虑和规划。

系统规格选择的可选项

必须根据其处理预期工作量和数据量的能力来选择系统。软件和硬件必须能够满足处理信号检测算法的要求,以实用速度工作并给出有效的结果。然而,如果硬件无法应对大型数据库的复杂软件程序的工作需求,可能需要采取替代方法。例如:

- 调整信号检测算法,使得工作可以由现有硬件在一个现实的时间框架内处理完毕,例如将计算苛刻的贝叶斯方法更换为简单的比例报告比值比法。

- 当系统的使用率很低的时候(在晚上),或者在平行的计算机系统上,运行计算要求高的算法,然后将计算结果定期(如每月)提供给用户。

项目管理

该技术的实施应遵循基于业务需求和技术规范定义所制订的严格、详细的项目计划。这一计划应最大限度地实现规范的技术实施,即使是面对不可预见的挑战,也仅仅允许有限的延迟。

这一计划应当考虑非 IT 方面,这将对项目的实行和成功产生影响,如:

- 在系统技术实施的过程中,组织需要遵从的程序手册(如公共采购程序或内部财务程序)。如果某些工作是外包的,项目管理计划需要捆绑于实施过程各方之间的合同协议。

- 用户培训资料的准备和发放。

- 技术的实施必须由多学科的项目管理团队进行监督,并对项目管理资源进行分配。

- 项目研发团队,特别是业务与技术利益相关者之间的良好沟通是至关重要的。

- 决策权和问题的升级过程应在所有利益相关者之间明确。

测试与验证

任何新系统必须进行适当的验证和测试:

●当系统采用一种新的算法时,系统和算法必须经过严格的验证和测试。

●即使购买商业软件产品,通过将"内部"数据与可获得的公开发表文献上的数据或已建立的良好的产品知识,如产品标签的数据,进行对比,来验证工具和"合理检查"系统输出也是十分重要的。

●一些算法结果可以通过比较它们与系统外的计算加以验证。

如果数据挖掘算法应用于不良事件数据库中,在数据库中有关数据库软件程序的操作不能影响数据的真实完整性是十分重要的。

任何系统、算法、技术或其他方法的改变必须重新测试,并通过恰当的变更控制程序进行管理。

六、信号检测程序的质量保证

1.指导原则

应用定量数据挖掘方法的额外价值必须在一个整体、全面的信号检测程序的范围内进行评估。因此,无论是选择什么数据源和统计方法,决定采用定量方法时应仔细评估:①其他可用方法;②其他数据的可及性。

尽管各种程序组件和数据源都满足验证和质量标准,但仍须确保整体信号检测程序的质量。特别应当注意的是以下几点:

●程序中所涉及人员的资格和培训情况的记录。

●需要明确定义不同职能和工作人员的角色和责任,包括在信号检测流程清楚描述交接点。

●在记录分析、评论和决定中保持一致的良好做法。

●明确信号检测程序和相关程序之间的联系,如 ICSR 处理、定期安全性报告、制作风险管理计划和风险沟通。

2.效能与效率衡量标准

在评估定量信号检测方法有效性和效能的过程中,许多公认的挑战是由于信号方法本身的局限性所致。要考虑的关键实际要点是:

●数据挖掘算法作为一个综合药物警戒程序的辅助手段,其价值最终依赖于组织对潜在优、缺点的仔细评估。

● 组织采用的数据挖掘必须包括明确的可操作的额外资源,以成功将数据挖掘整合到一个综合的药物警戒计划中。

● 评估定量信号检测方法,不能仅仅考虑所使用的方法,还必须要考虑到所分析的数据、评价之前及之后的知识和决策,以及所有其他数据处理的细节。

● 信号检测程序的测量和评价标准必须与程序的目标相一致,即指标必须有潜力影响进一步的程序操作(统计方法中参数规格的修改;数据审查频率的变化)。

样本指标

下面列举了一些样本指标,这些样本指标可以用于评估信号检测程序的运行效率和效能,特别是附加的定量值、整体信号检测程序采用的数据挖掘方法。

● 识别信号的总体数量。

● 将传统药物警戒方法与数据挖掘进行对比,对比两种方法所识别出的安全信号的数量及临床意义。

● 安全监管机构与申办者(公司)发现的安全信号数量的对比。

● 信号检测的时间点与其他利益相关者。

● 从信号识别到风险最小化行动的时间,这应该根据临床意义或信号的公共卫生影响进行分层(例如影响分析)。

3.合规

申办者(公司)有义务遵守适用的不良事件报告和监测制度。此外,他们需要确保在他们组织内的工作人员符合标准操作程序(SOP)。

为确保公司符合法规以及自己公司的 SOP 文件规定,对企业来说,将内部审核作为质量管理程序的一部分是非常明智的。这样的内部审计不仅可以让企业受教育并为监管机构检查过程做好准备,并且可以使他们能够主动纠正过程中的不足之处。英国研究质量保证协会发布了对药物警戒人员有用的指南;这些信息也可用于申办者组织的审计准备工作。

审计准备还应评估各种类型活动中的信息和数据流,以确保过程中没有差异。当特定活动横跨多个业务单元时,这种差距是最有可能

存在的,尤其应特别注意在某些涉及多个业务部门的合作,但是业务角色又不是直接相关的领域。这些例子包括:

- 在审查和沟通产品投诉时,生产部门和药物警戒组织之间缺乏正式的联系。
- 大公司内的小的分支机构和(或)授权合作伙伴公司所使用的不良事件报告过程存在不足。

七、结论及建议

对于那些计划设计和执行信号检测程序的人,如何将统计学数据挖掘方法集成到一个整体信号检测程序中,没有一个通用的规范性的建议。相反,建议读者应考虑一系列实用性、技术性和战略性要点。

目前为止,在企业、监管机构和学术界,对贯穿药品整个生命周期的信号检测程序的本质和范围很难达成共识。尽管如此,简要回顾一些关键的指导原则和规章还是非常有意义的。

统计学数据挖掘方法的优、缺点应当被仔细考虑。采用回顾性应用统计学数据挖掘算法来评估已知的药品不良反应是否可能更早发现,结果并不一致。

当一个组织考虑要将数据挖掘方法整合到药物警戒整体程序中时,需要明确定义组织变化的运作目标及计划,以及可能需要的额外资源。

在评价支撑理想的信号检测策略的药物警戒系统的优化设计和交付时,关注利益相关者,包括消费者、开具处方者、政府监管者和制药商(申办者)在内的期望是十分重要的。

对新出现的药物监管中心的特别指导

尽管目前一些兴趣点和精力围绕在科技以及一些药物监测和信号检测程序自动化方面,但应该清楚地认识到在整体的药物警戒程序中,它们所起到的重要作用的有效证据也在不断增加。

在那些区域信号检测和数据挖掘的立法和流程还没有完全建立起来的监管环境下,Uppsala 监测中心有一个 WHO 国际药物监测合作计划。将药物警戒整合到更广泛的公共卫生计划是该区域另一个重要的考虑因素。

参考文献

［1］ MHRA Pharmacovigilance Inspectorate. Good pharmacovigilance practice. 2008. (http://www.mhra.gov.uk/Howweregulate/Medicines/Inspectionandstandards/Good-PharmacovigilancePractice/index.htm).

［2］ ICH Guideline E6 (R1): Good clinical practice: consolidated guideline.

［3］ Management of safety information from clinical trials. Report of Working Group VI. Geneva,CIOMS, 2005.

［4］ The development safety update report (DSUR): harmonizing the format and content for periodic safety reporting during clinical trials. Report of Working Group VII. Geneva, CIOMS, 2006.

［5］ ICH Guideline E2C (R1): Clinical safety data management: periodic safety update reports for marketed drugs. 2003.

［6］ ICH Guideline E2D: Post-approval safety data management: definitions and standards for expedited reporting. 2003.

［7］ ICH Guideline E2E: Pharmacovigilance planning. 2004.

［8］ Eudralex Volume 9A, The rules governing medicinal products in the European Union. March 2007.

［9］ EudraVigilance Expert Working Group. Guideline on the use of statistical signal detection methods in the EudraVigilance data analysis system. June 2008.

［10］ US FDA Guidance for Industry: Good Pharmacovigilance Practices and Pharmacoepidemiologic Assessment. March 2005. (http://www.fda.gov/cder/guidance/6359OCC.htm).

［11］ Lehman HP et al. An evaluation of computer-aided disproportionality analysis for post-market-ing signal detection. Clinical Pharmacology &Therapeutics, 2007, 82(2):173-80.

［12］ Szarfman A, Machado S, O'Neill RT. Use of screening algorithms and computer systems to efficiently signal combinations of drugs in the US FDA's spontaneous reports database. Drug Safety, 2002, 25(6):381-392.

［13］ Bate A, Edwards IR. Data mining in spontaneous reports. Basic Clin Pharmacol Toxicology,2006, 98(3):330-35.

［14］ Ståhl M et al. Introducing triage logic as a new strategy for the detection of signals in the WHO Drug Monitoring database. Pharmacoepidemiology and Drug Safety, 2004, 13:355-363.

［15］ Lindquist M. Data quality management in pharmacovigilance. Drug Safety,

2004, 27(12):857-70.

[16] Bousquet C et al. Implementation of automated signal generation in pharmacovigilance using a knowledge-based approach. International Journal of Medical Informatics, 2005, 74:563-571.

[17] Purcell PM. Data mining in pharmacovigilance. International Journal of Pharmaceutical Medicine, 2003, 17(2): 63-64.

[18] Hauben M, Patadia VK, Goldsmith D. What counts in data mining? Drug Safety, 2006,29(10):827-32.

[19] Almenoff JS et al. Novel statistical tools for monitoring the safety of marketed drugs. Clinical Pharmacology &Therapeutics, 2007, 82(2):157-66.

[20] Graham DJ, Ahmad SR, Piazza-Hepp T. Spontaneous Reporting-USA. In: Mann RD and Andrews EB, eds. Pharmacovigilance. Chichester, UK, John Wiley & Sons, 2002, pp. 219-227.

[21] Brewster W et al. Evolving paradigms in pharmacovigilance. Current Drug Safety, 2006, 1,127-134.

[22] Food and Drug Administration, Title 21 Code of Federal Regulations (21 CFR Part 11).

[23] http://ec.europa.eu/justice home/fsj/privacy/law/index en.htm

[24] Hauben M et al. Data mining in pharmacovigilance: computational cost as a neglected performance parameter. International Journal of Pharmaceutical Medicine, 2007, 21:319-323.

[25] Pharmacovigilance Auditing-A BARQA (British Association of Research Quality Assurance). Guide for Auditors. Helen Powell and members of the Good Pharmacovigilance Practice Working Party, 2006.

[26] The importance of pharmacovigilance: safety monitoring of medicinal products. Geneva, WHO, 2002.

[27] The safety of medicines in public health programmes: pharmacovigilance as an essential tool.Geneva, WHO, 2006.

信号管理概述

信号管理包括一系列信号优先排序、信号评估活动,这些活动的目的是确定一个信号是否代表着一种需要进一步评价、沟通的风险,或者是否需要其他针对保护公共健康的风险最小化活动。通过信号评价,可以发现一个信号或许会发展成一个可识别风险,或者潜在风险[这意味着需要进行进一步的监测和(或)调查],也可能在当时情况下不会构成风险,并且不需要采取进一步的措施。

当与信号有关的重要信息缺失,应考虑采取额外有计划的行动以填补缺失信息产生的漏洞。其目的是调查风险发生的可能性或再确认该风险不存在。一个潜在的风险可能会引发更密切的监测(例如问卷调查、监测行动)和(或)深入调查(例如流行病学研究);另外,某些情况下,也可能在该阶段开始预警风险沟通和风险最小化的行动。

对于已验证信号最终确认为风险,应考虑采取风险最小化行动,持续监测风险的严重程度、特性或频率的变化。

当一个信号不能构成潜在风险或可识别风险时,除了需要通过常规的药物警戒流程继续监测其严重程度、特点或频率的变化外,无需进一步的措施。另外,应设立相应的标准以将这类变化通知(即报警)安全性评估人(包括卫生当局和制药企业在内)。

在信号管理的起点,几乎所有的推断和决策都存在有一些不确定的因素。信息获取和决策标准是决策过程中两个重要的组成部分。获取相关的、无偏差信息是非常重要的,因为在信号管理的过程中,信号的质量有助于提高正确决策的可能性。一个信号是否能构成一个潜在的或可识别的风险的决策标准包括其流程中自身的决策过程;不同的决策者可能认为所有错误的类型都是不等同的。

在信号管理框架内,公司核心安全性信息(CSI)为信号的评估建立了基本参照。在这方面,信号不应仅仅被理解为一个新的不良反应的发现(即,未在最新的 CSI 中进行描述),而应包括所有不良反应的发现,包括这些不良反应与 CSI 中的描述相比,存在更大的特异性、更重的严重程度或更高的频率或显示用药错误。

本章对上述每一个要素做了如下连续三个步骤的合并(见表1,第Ⅲ章):①信号优先排序;②信号评估(即,新的相关信息的获取)和风险确定;③做出决策以触发适当的后续活动(例如,进一步的信号特征描述,信号沟通)。类似的方法已在前文中概述过(第Ⅰ、Ⅱ、Ⅲ章)。在该部分的概述中,风险沟通和风险最小化部分未做详细介绍。

一、信号优先排序

在信号管理中,信号优先排序是关键的第一步。由于许多报告会被发现不是真实的(错误的信号/警示)或者无必要采取行动,详细评估全部信号(例如个例报告或汇总报告)的做法主要会存在资源上的限制。这并不意味着信号可以在不采取适当评估的情况下被排除。信号优先排序的过程表明所有信号都要进行审查,但是有些信号相比其他,要更早审查。在这方面一般的共识是,对于药品上市后的一年内发生的非预期的严重性信号,则被认为是优先级信号,这样基于对产品的评估能尽早地建立产品的安全性信息简述。

通过批量的简单筛选运算, 数据检索的简化和重复性工作的减少,由于系统的平台经过发展,已实现对安全信号进行高效的信息管理[4]。在印刷时代,可用的系统软件较少。同样的,CIOMS Ⅷ工作组认为有任何产品优于其他的产品。

1.影响分析

并非所有的安全信号都代表着"风险"(即,潜在的或可识别的),需要对初始信号进行优先排序后才能确定哪些信号需要立即引起重视。风险的关键决定因素包括:证据强度,医学意义(例如,预防的可能性、严重性、严重程度、可逆性和后果),对公众健康的潜在影响(例如发生在大多数人群的影响)。

目前已发布的影响分析方法较少。Waller 等[8,9]开发并试行了一套运算系统,以帮助从自发不良事件数据中进行信号优先级排序。每个分数都与定量和(或)定性的标准相结合。每一事件及关注药品的证据得分(1~100)则由 PRR/95% 置信区间得分乘以第二个分值(对单一案例或一系列个例的证据强度进行量化),再乘以第三个分值(所关注药品与被报告的时间之间的生物学合理性)而获得。公众健康得分(1~100)是基于每年的病历报告数、健康结果和上报率来决定的。通过绘制证据得分和公众健康得分将关注度定义为四个分类,每个分类对应不同的后续行动。因为输入的信息是主观的或存在随机错误,因此建议进行灵敏度分析[8]。

以下总结了可能会被认为是初始信号优先排序的关键点,最基本的是重点关注严重的非预期信号。基于这些决定因素,存在潜在高影响因素的信号必须立即关注和快速评估。影响分析的目的是指导医学判断,减少主观性并给风险分配适当比例的资源。

最初信号优先排序的关键点,无先后顺序[5-7]

- 新的(未被报告过的)不良反应。

- 严重的不良反应。

- 具有医学意义(例如剧烈的、不可逆的、导致发病率或死亡率增加的"关键事件"或特定的医学事件)。

- 出现在监测"特定药物"列表上的事件(例如一份可能与药物有关的事件有限列表)。

- 快速增加的比例失衡分数 *。

- 影响公众健康(例如药物广泛应用,病例数量,显著的超说明书用药,直接导向消费者的项目)。

- 从提示与药物有关的数据库范围中能轻易地检索数据成分(例如,再激发呈阳性,发生时间较短,文献报告的病例出现在一系列报

---

* WHO–UMC 通常采用的优先级算法。

告中)。

- 事件短时间内集中爆发。

因此影响分析是一种用于初始信号优先级的系统算法,它为判断何种信号需要进行进一步的详细评价提供了指导。

2.深入信号优先排序

对初始信号进行分类以后,为确保资源被合理分配,并且在确定的可接受的时间范围内满足公众健康和其他义务,需要进行确定何种信号应进行进一步评估的二次优先排序步骤。

以下总结了被认为是进一步的信号优先排序的关键补充点,以便设定快速细致的信号评估优先排序应该如何执行。

Seabroke 和 Waller(正在出版中)在 MHRA 开发并试行了一个数学的药物警戒问题的优先排序工具。该运算工具建立在影响分析和其他因素(如下所列)的基础上,其他因素指对需要进一步详细评估的信号,在决定其可接受的时间范围上很重要。

深入信号优先排序关键点,无先后顺序[5-7]

- 脆弱群体中报告/观察到的(如儿童、孕妇、老人、精神病患者)。
- 发生在上市后前几年(即"较新的药物"*)。
- 媒体高度关注的药物。
- 普通人群对风险有感知的。
- 报告来自多个国家。
- 不止一个数据源提供某种风险的直接证据。
- 政治义务(如,高层重视)。

二、信号评估

数据/信息的质量和完整性对于信号评估至关重要。例如,评估一个信号要求一个多方面的方法:①能收集证据以评估事件与医药产品的使用是否存在因果关系;②确定信号是否代表一个潜在或已确认的风险,如果是,须描述风险的定性和定量的简况;③若风险已经进行特

---

* WHO-UMC 实施/执行的优先级算法。

性描述,则须风险沟通,并提议采取阻止其发生或使风险后果最小化的措施。

1.获取适用于所有安全数据源的统一方法

医学上可接受的个例定义的选择,对于在所有安全数据源中搜索到支持性信息来说至关重要,即根据评估,一系列搜索的术语应与正在评估的不良事件/疾病保持一致。这其中的挑战是如何知道一个症状/一系列体征可能代表了一个潜在的重要医学事件的诊断。因此,这一系列将被选择的术语可能包含根据所研究事件主要体征、症状或并发症(即,有限搜索),或者搜索可扩展至包含相关症状较笼统的术语,或者较低频率的体征、症状或并发症(即,广泛搜索)(更多细节请参考[10-13])。在这方面,副作用引起的潜在并发症是风险级别的关键决定因素,可将其包含进个例的定义中是十分重要的。

作为一般原则,用于说明一个信号的最终信号评价报告,应在其"材料与方法"部分,阐明检索中所采用的术语集合(通常是 MedDRA)、术语集的版本和所有数据源。

2.来自即用资源的证据强度的评估

一般情况下,很难精确指出一个信号是如何以及何时变成一个潜在或确认风险的。当指引信号成为风险时,关于证据收集的特定标准的存在和一致性(见下文)有助于信号被确定的过程。显而易见,信号评估很大程度上依赖于进行分析的个人或团队的临床观察和药理学知识。安全管理团队(SMT)[14]采用的是一种以团队为基础的方法,整体提供最综合的临床和药学经验。这些经验对于保证信号评估的质量是必要的。安全管理团队必须是一个训练有素的团队,这个团队的成员主要来自多个相关领域。对于一个处于上市前或上市后阶段的药物,这对从多个来源对其安全数据提供更加全面的评价是很必要的。

信号评估标准([1,15,16]**修订后获得)**

- 由一系列个例中审评信号时考虑的标准。
- 去激发和(或)再激发呈阳性。
- 已知的机制(包括类效应)或生物学合理性。
- 个例间存在可信的、一致的时间–事件关系。

- 个例与症状模式存在一致性。

- 在报告的个例中无混杂因素(特别是并发症或合并用药)。

- 报告个例中存在适当差异诊断(如,文献报道)并专注于客观数据而非主观数据。

- 假设信号发生在青少年群体中[如,儿童、婴儿和(或)青少年]。

- 有意或无意观察到的(如,药物–药物或药物–疾病相互作用)超剂量用药情况的信号。

- 特殊风险存在可辨亚群。

- 阳性剂量反应关系。

- 报告频率高(受刺激报告除外)。

- 治疗人群中可推测信号的低自然背景发生率。

- 缺乏合理解释。

从其他来源中审评证据时采用的标准:

(1)临床数据

- 包括药效动力学、药代动力学和相互作用研究,初次或次级药理反应,剂量反应,设计良好的治疗探索性或治疗验证性研究。

- 治疗组和安慰剂组之间(特别是在随机双盲、对照的临床研究中)具有临床统计学意义的差异[如,事件(术语与评估信号相匹配),安全性的实验室数值或生物标志物]。

- 致性结果(如,事件,实验室或安全生物指标),特别是为探索药物与不良反应之间的联系而特别设计的研究。

- 阳性剂量反应关系。

- 药物相互作用的药代动力学证据(如,药物、食物或疾病)。

- 相对危险度升高(例如,在一个或多对照性临床研究中相对危险度>2)。

- 研究存在一致性趋势(甚至不具有统计学意义时)。

- 来自观察性上市后研究中的汇总性证据。

(2)良好设计的研究中的临床前数据

- 动物实验中存在相似发现(在安全性药理学或动物毒理学研究中)。

●体外或体内实验呈阳性。

（3）产品质量数据

通过对一系列个例中的信号进行分析，能确定其趋势和模式，并能提供其与怀疑药物有潜在联系的线索。根据事件的类型（例如，诊断或体征或症状）、患者特征和人口统计数据［如年龄、种族（或上报国家）、性别、并发症、合并用药］、疾病（如适应证）或事件特征（如用药到发病时间、严重程度）对个例进行分类。以下这些因素决定了信号相关证据的强度，例如是否存在时间关联、混杂因素、高质量的阳性再激发实验，以及对药物引起的假设作用机制的生物学合理性判断。具有相同活性成分的或在化学式及分子式上有略微变化（如短期或长效制剂），用法、用量有变化的药物可能是信号强度有差异的原因。SMT应考虑具有相同作用模式的其他药物是否与相似类型的事件相关。

该信号应在其他安全数据源中被验证，这些安全数据源可以包括药物毒理学或毒物中心数据库，临床前（体外、离体或体内）动物研究，临床试验（如实验研究或专门设计的安全性研究），流行病学研究（前瞻性或回顾性，例如使用医疗索赔或电子病历数据库），所有相关文献和法规。所有其他相关来源的数据应审查其与原始信号的一致性（即加强）或差异性（即减弱）。

了解安全数据源的显著特性，在得出任何关于原始信号是否是一个潜在的或确认的风险的结论之前是至关重要的。数据库之间存在多种差异，例如前瞻性与回顾性数据的收集，样本量，报告类型（如，征求性与非征求性），录入数据库前的时间滞后，消费者报告是否存在，重复报告的存在以及观察周期等。在评审可用证据时，药物暴露的持续时间是非常重要的，例如，短期临床试验中证据的缺乏并不代表着缺乏证据。这在如何看待汇总数据时应考虑进去。

另外，研究试验之间，或研究试验与观察性研究之间（如，自由或固定的访问计划，访问间期，确认事件过程中产生的判断），以及采用的诊断方法（如，诊断测试或临床诊断的使用，生物标志物或验证性实验室检查的使用）之间所收集的数据与结构可能会存在差异。

当最初的综合评价没有得出风险存在的任何合理结论，应考虑咨询独立专家组。必要时,在内部(如,药品安全委员会)或外部专家(如,学术界)之间进行信号讨论的目的,是寻求信号是否代表一个潜在或确认的风险的相关意见, 是在适当的综合行动过程中确定风险的可接受水平,如有必要,讨论的目的还包括进一步的风险评估或风险最小化。

三、选择分析

当一个事件与一个药物之间疑似关联性的合理水平尚未达到,或风险水平尚未建立时,安全医师或药品管理小组将适当地需要一个或多个选择。

这些选择可能包括利于描述信号的建议,或这些建议旨在降低患者或群体发生重要的医学潜在或确认的风险。风险应根据其特点(如,预防的可能性、严重性/严重程度、可逆性、对公众健康影响的后果)和频率(即发生可能性)进行评估。以下总结了可用于确认或更好地描述信号,并报告或沟通风险的方法。

潜在的特征描述、报告和沟通活动

特征描述

有针对性的临床研究(如,机制性的安全研究)。

比较性观察研究(横断面研究/调查,队列研究,流行病学研究,回顾性或前瞻性研究)。

- 加强监测或随访技术。
- 主动监测计划(设立监测哨点,药物事件监测,登记)。
- 大样本量临床试验。
- 咨询内部或外部专家。

上报监管当局

法规文件(如,年度安全报告,风险管理计划,定期安全性更新报告)。

与患者或处方医生沟通

- 产品标签(如,增加标签内容或更新标签)。
- 患者说明书/用药指南。

●致医疗保健专业人士信件。

1.潜在风险

未经验证的信号仍可能是潜在风险。这种情况下,可能需要额外的措施以描述潜在风险的特性(即,在严重程度和频率方面量化风险)。这可以通过第93页中总结的合适的方法进行。对于将要采取的额外步骤,其采取的速度和程度首先要与已感知的药物利益有关的医疗和公众健康重要性相关,也是一个非常需要专家判断和跨职能投入的决定。

流行病学在信号和风险管理中具有重要的作用。流行病学研究可以有两个目的,评估药物和信号之间的关联性的强度或估计在人群中的风险。流行病学可以有助于确定假定的药物暴露和关注的结果之间的关联是否存在,或可能有助于对潜在的或已确认的风险进行量化或人口水平特征描述。流行病学还为报告、观察信号提供前后联系,即通过提供可以作为参考的风险人群中事件的背景发生率,对问题事件进行预测。例如,一个严重事件的自发报告可能会要求对该事件在适当人群中的发生状况有一定的了解,须明白不能由报告率来推测实际发生率,即使调整了实际暴露量或暴露量的替代数值(如销售或分销)。

正如前文提到的,并非所有的信号都需要进行流行病学随访研究,如轻度非严重的反应。这些筛选出来的需要进一步评估的信号,其需要研究的必要性取决于几个因素,包括但不限于以下几点:

(1)环境

事件的严重性及其对药物收益/风险平衡的潜在影响,可以从流行病学研究获得额外可信度信息。例如,接种疫苗后出现血小板减少的信号明显与服用肿瘤药物后出现的类似信号不同(即第一个实例将需要进一步的调查,第二个实例中血小板减少是可预期的)。

(2)可行性

进行流行病学研究的决定可根据一些实际操作问题进行调整,比如对治疗人群以及一般人群中的所关注结果的数据频率的可用性。如果不良事件非常罕见,如一百万名暴露者中只发生1例,前瞻性研究可能就不可行,并且可用于研究该事件的数据量较少。

(3)合适数据库的可用性

包括要求用于充分说明相关科学问题的数据类型和数据质量。

(4)可用性资源

监管机构、学术专家或制药企业没有无限的资源来研究由不同组织采用的各种机制获取的所有信号。因此,如在本章"信号优先排序"部分中概述的一样,其优先次序在决定是否启动此类研究时是值得考虑的。然而,人们意识到一定程度的主观意愿将不可避免地影响最终的决定。

2.已确认的风险

已确认的风险是从那些已验证过的信号中得到的。换句话说,本章"信号评估"部分中讨论的指引信号已有充分的文件记录并由其他独立信息源确认过。相关风险或还未充分量化,但存在普遍共识,即这种风险是存在的并与药物有关。

新确认的风险需要立即采取行动,包括通知监管机构这样的重要步骤,例如,通过更新 CSI 和产品标签。而且如果更新被批准,还需要与患者和医生进行额外沟通,例如,通过致医疗保健专业人士信函、RMP、PSUR,或根据风险对于医药产品的风险-受益情况的潜在影响,或为了保护大众健康,以当地法律/法规为基础采取其他适当方式。

四、报告和沟通信号

报告是由上市许可持有人(MAH)或监管机构发起的自发过程,目的是互相通知药物的信号/风险,而沟通是由上市许可持有人(MAH)或监管机构发起的通知大众某个安全问题的过程。

信号报告是信号管理中最为重要和敏感的事项之一。专家判断是确定信号是否被充分验证、何时上报的固有参考。正如上文所述,这些方法非常有用,它们有利于 MAH 与监管机构早期讨论信号是否代表着潜在的或已确认的风险,决定着大环境下风险的可接受水平,以及有助于制订一个合适的全面行动过程。一个试点项目正在进行,即不管信号信息是否处于早期阶段或只是刚刚出现,都应定期并自愿地向监管部门上报 MAH 评估过的所有信号。

风险沟通是一个告知人们危害他们健康的过程,包括风险分析、风险管理和通知公众之间的基本联系。它是关于潜在或已确认的健康风险的存在、性质、形式、严重程度的可接受性的信息交换。有效的风险沟通包括,确定感兴趣的和受影响较大的第三方需要和想要的信息类型,并将这些信息以有用的和有意义的方式呈现给他们[21]。尽管沟通过程尤其会受到当地法律/法规的影响,但专家之间关于何时沟通及沟通内容已达成高度共识。

沟通专家一般认为在决定何时交流潜在或可识别的风险时应考虑三个主要元素:讯息(即通知和参与的简短声明)、媒体(即辅助理解信息呈现的多种方式)、听众(即一般公众,特殊利益相关集团,处方医生)。"药品安全信息沟通 Erice 宣言"提供了一套开放的、伦理的、以患者为中心的沟通并易于遵守的指导方针[22-24]。

药品安全信息由多个目标组成,这些目标不应是互相排斥的,而应该是一系列连续的步骤:①对尚未被充分分析或确认的重要新信号进行沟通(见[19]和[25]部分的举例);②将沟通作为风险最小化的一种方式[26,27];③为支持个人利益:风险决策而沟通。

潜在/已确认风险的沟通或最小化措施不在本章的陈述范围,在其他地方有详述(见第X章)。

五、风险管理计划的期望

对于任何新药,有效风险管理计划的目标之一是在药物注册/批准之前到药品上市后有计划地实施系统的相关数据收集,这期间对药物安全性情况的空缺进行风险识别。风险管理计划还旨在处理药品上市后阶段探测到的或者可疑的特定安全性问题。具体的因素如极端年龄、妊娠、肾/肝功能受损、其他并发症、暴露持续时间、超剂量用药或错误用药等相关临床细节,重要缺失信息也在风险管理范围之内。

在实践过程中,大多数情况下,独立监管机构很可能要求申办方通过行动解决问题,并且其采取的行动要与全球药物警戒计划保持一致。特殊的地区问题可能需要通过改变国际风险管理计划以满足当地需求。监管机构也可能有正当理由要求其进行额外的监测或一个进展中的临床研究,例如在一个特定的少数民族人口中进行基因多态性研究。在这种情况下,其他监管机构应该有权评估任何正在进行的研究和任何额外的监测程序所涉及的要求和时间表。

目前,EMA 的常规要求是具有某种上市许可用途的药物须提交风险管理计划,并已经发布了要求提交所需内容的模板[28]。美国已通过名为《食品药品管理局 2007 修正法案》的立法,该法第九条提升了机构对已上市药品的安全性管理权力。该法规定,如果对产品的利益-风险平衡有疑问,制造商应向机构提供风险评估和管理策略。这些策略包括沟通计划、患者登记、有限制的分发等[29]。

个别公司已采取不同的方法进行风险管理规划。有些组织开始展开正规的流程,包括风险管理计划和在临床前发展阶段进行安全事件评价,而有的组织在临床Ⅲ期或批准注册前的阶段进行。预计在临床前发展阶段展开风险管理计划流程可以带来好处的包括在研发开始即关注安全前瞻性规划流程。然而,由于对这些早期阶段的化合物认识有限,以及临床Ⅰ和Ⅱ期化合物的高失败率,在化合物开发早期开展正式的风险管理活动可能价值有限。由于正规的利益风险管理规划是比较新的概念,因此,可能需要监管机构做进一步指导以明确必要的风险管理计划的范围。

感兴趣的读者若想要对管理风险和开展风险管理计划详细了解,可参阅有关文献(见[28-31])。

六、结论和建议

信号管理是一个需要高标准操作流程(SOP)的过程,描述如下:

- 信号优先排序和评估如何获取?(例如,信号优先排序意味着什么? 如何查询安全数据的来源? 谁做信号评估?)

- 风险决策如何制订?(如,应考虑什么样的标准和有什么数据可以证明风险?)

- 如何确定最佳行动路线?

- 何时、如何确定潜在风险或可识别风险并与谁沟通?

信号一旦被确认,应进行下列活动:

- 筛选或评估对公众健康的影响。

- 评估信号的有效性和强度,并鉴别影响认识潜在联系的因素,并鉴别一个信号是否代表着一个潜在的或已确认的风险。

● 确定一个适当的个例定义,搜索所有相关的安全数据源,记住每个数据源的局限性。

● 在整体评价文件中回顾并罗列安全数据。

● 分析其他来源的安全数据和来自原始信号数据的一致性程度。

● 评估与信号有关的潜在或已确认风险的特性(例如,预防的可能性、严重性/严重程度、可逆转性,临床或公共健康后果)和频率(发生的可能性)。

● 适当时,确定相应的行动过程,包括便于进一步评估、沟通和风险最小化的必要相关活动。

参考文献

[1] Identifying and describing safety signals: from case reports to case series. In Guidance for Industry-Good Pharmacovigilence Practices and Pharmacoepidemiologic Assessment. Rockville, MD, FDA/CDER, 2005:4–12 (available at http://www.fda.gov/cder/guidance/6359OCC.pdf, accessed 26 November 2008).

[2] Meyboom RHB et al. Signal selection and follow–up in pharmarcovigilence. Drug Safety, 2002, 495–65.

[3] Yee CL et al. Practical considerations in developing an automated signaling program within a pharmacovigilance department. Drug Information Journal, 2004, 38: 293–300.

[4] Bright RA, Nelson RC. Automated support for pharmacovigilance: a proposed system. Pharmacoepidemiology and Drug Safety, 2002, 11:121–5.

[5] Stahl M. et al. Introducing triage logic as a new strategy for the detection of signals in the WHO Drug Monitoring Database. Pharmacoepidemiology and Drug Safety, 2004, 13:355–63.

[6] Lindquist M. Use of triage strategies in the WHO signal-detection process. Drug Safety, 2007, 30:635–7.

[7] Van Puijenbroek EP et al. Determinants of signal detection in a spontaneous reporting system for adverse drug reaction. British Journal of Clinical Pharmacology. 2001, 52:579–86.

[8] Waller PC, Heeley E, Moseley J. Impact analysis of signals detected from spontaneous adverse drug reaction reporting data. Drug Safety, 2005, 28:843–50.

［9］Heeley E, Waller PC, Moseley J. Testing and implementing signal impact analysis in a regulatory setting-results of a pilot study. Drug Safety, 2005, 28:901-6.

［10］Bankowski Z et al., eds. Reporting adverse drug reactions-defi nitions of terms and criteria for their use. Geneva, CIOMS, 1999.

［11］ICH-endorsed guide for MedDRA users, MedDRA term selection: points to consider. ICH, 2008(http://www.ich.org/MediaServer.jser?@_ID=4826&@_MODE=GLB, accessed 26 Novem-ber 2008).

［12］ICH-endorsed guide for MedDRA users on data output, MedDRA data re-trieval and presentation: points to consider. ICH, 2008(available at http://www.ich.org/MediaServer.jser?@_ ID=4822&@_MODE=GLB, accessed 26 November 2008).

［13］Definitions and Guidelines. In The Brighton Collaboration-Setting Standards in Vaccine Safety(www.brightoncollaboration.org, accessed 26 November 2008).

［14］Good pharmacovigilance and risk management practices: systematic ap-proach to managing safety during clinical development. In Management of Safety Infor-mation from Clinical Trials-Report of CIOMS Working Group VI. Geneva, CIOMS, 2005:58-59.

［15］Table 1. In Guidelines for preparing core clinical-safety information on drugs-Report of CIOMS Working Group III. Geneva, CIOMS, 1995:46-47.

［16］Bradford Hill A. The environment and disease: association or causation. Proc R Soc Med, 1965, 58:295-330.

［17］ICH-General considerations for clinical trials E8. ICH, 1997.

［18］Annex-Pharmacovigilance methods in ICH E2E Pharmacovigilance Plan-ning(http://www. ich.org/cache/compo/276-254-1.html, accessed 26 November 2008).

［19］Guidance-Drug Safety Information-FDA's Communication to the Public. Rockville, MD, FDA/CDER, 2007 (http://www.fda.gov/Cder/guidance/7477fnl.pdf, ac-cessed 26 November 2008).

［20］Swain E et al. Early communication of drug safety concerns. Pharmacoepi-demiology and Drug Safety, 2010, 19: 232-237.

［21］Health Canada, Decision-making framework for identifying, assessing and managing health risks, 1 August 2000 (http://www.hc-sc.gc.ca/ahc-asc/pubs/hpfb-dg-psa/risk-risques_cp-pc_e. html, accessed 26 November 2008).

［22］Hugman B. The Erice declaration-the critical role of communication in drug safety. Drug Safety, 2006, 29:91-3.

［23］The Uppsala Monitoring Centre. Effective communications in pharmacovigi-lance, the Erice report. Uppsala, WHO/UMC, 1998.

［24］Appendix 1: The Erice declaration on communicating drug safety informa-tion. In Current Challenges in Pharmacovigilance: Report of CIOMS Working Group V.

Geneva, CIOMS, 2001:219–200.

[25] FDA Drug Safety Newsletter(http://www.fda.gov/CDER/dsn/factsheet.htm,accessed 26 November 2008).

[26] Template for rapid alert in pharmacovigilance. In Volume 9A of the Rules Governing Medicinal Products in the European Union-Guidelines on Pharmacovigilance for medicinal products for Human Use. EMEA, 2007, 214–215.

[27] Template for non-urgent information in pharmacovigilance. In Volume 9A of the Rules Governing Medicinal Products in the European Union-Guidelines on Pharmacovigilance for medicinal products for Human Use. EMEA, 2007: 216–217.

[28] Annex C: Template for EU risk management plan (EU-RMP)(http://eudravigilance.emea.europa.eu/human/docs/19263206en.pdf,accessed 26 November 2008, and http://eudravigilance.emea.europa.eu/human/EURiskManagementPlans.asp accessed 26 November 2008).

[29] Risk evaluation and mitigation strategies. In One Hundred Tenth Congress of the United States of America, Title IX, HR 3580, Sec 505–1:105–16 (http://www.fda.gov/oc/initiatives/HR3580.pdf, accessed 26 November 2008).

[30] Guidance for Industry-development and use of risk minimization action plans. FDA, 2005 (http://www.fda.gov/cder/Guidance/6358fnl.pdf,accessed 26 November 2008).

[31] Requirements for risk management systems. In Volume 9A of the Rules Governing Medicinal Products in the European Union-Guidelines on Pharmacovigilance for medicinal products for Human Use. EMEA, 2007:34–53 (http://ec.europa.eu/enterprise/pharmaceuticals/eudralex/vol9/pdf/vol9_2007 –07_upd07.pdf, accessed 26 November 2008).

信号检测、评估和沟通的发展方向

一、概述

随着 21 世纪的到来,药物警戒领域即将进入一个令人振奋的新时代。重大变革正在发生,这些变革体现在人们对药物警戒越来越多的认可,即如果药物警戒能够有效保护公众的健康和安全,这将需要全球性的努力,并且必须采用最先进的方法,并依据最好的质量证据。一些外部因素对促成这种转变也起到一定的作用,特别是监管机构对于规范的受益/风险评估的需求增加, 而受益/风险评估是新药开展过程中风险最小化战略的部分内容。另外,除了风险识别和优先排序,对于降低已确认风险所采取干预性措施的有效性评价,药物警戒数据也有潜在的利用价值。

CIOMS Ⅷ报告的目标是对于自发报告系统(SRS)中识别出的药品安全信号的"生命周期"管理提出战略性建议。信号检测、信号优先排序、信号评估,以及在实际风险被确定的情况下,适当的沟通和实施风险最小化的努力是药物安全信号生命周期中的关键环节。本书前面的章节提出了与信号检测、信号优先排序和信号评价相对应的战略建议。本书最后章节的目的是突出与信号检测、信号评价和风险管理措施有关的药物警戒未来的重要发展方向,并讨论交流信号信息的方法。

二、数据挖掘算法的新方向

1.灵敏度和特异度

药物警戒中的数据挖掘是一个动态的过程,目前为止,一些数据挖掘算法(DMAs)或数据挖掘"工具"已被开发并应用于不同的自发报告系统(SRS)。这些工具包括 WHO 数据库、美国 FDA 的 AERS 数据库、EMA 的 Eudra 警戒数据库、制药公司内部数据库。哪种 DMA 更适合 SRS 信号检测尚无定论。而在临床医学领域,一个新工具或检测方法应该能够经受住灵敏度、特异度和阳性预测值的深入分析,而关于DMAs 的这类分析却是有限的。对于任何数据挖掘工具,应进行彻底的信号阈值标准评价,较高或较低的阈值对于算法的灵敏度、特异度及预测值都会产生影响,应对这些影响也进行分析。在任何特定环境中,确定 SRS 最优算法之前需要进行这种正式的评估。

2.分母

所有 SRS 的一个共同缺陷是没有分母,患者层面的用药数据可能成为备选的分母,并且 FDA 和 WHO-UMC 的研究者们已经采用销售额估算值或处方量估算值以估算报告率[1,2]。另一个被采纳作为分母的数据是估算的"暴露于特定药物的患者数量",这是基于可知的活性成分的生产量推测出来的。第四种备选分母值是"独特的个人配药量",这个估算来自处方药许可数据,通过使用专有算法,根据在零售药店填写的处方记录识别唯一患者[3]。

3.药物相互作用筛选

近年来将 SRS 数据库用于常规的药物相互作用(DDI)筛选的潜在益处一直被深入探索,并且已经开发出了几种新的方法。这些方法包括简单的频学统计的方法,以及复杂的贝叶斯法,Logistic 回归[4]。然而,在一些情况下,简单的方法可能更有效,所以不应该被忽视。

用于 DDI 筛查的最佳统计方法的研究仍在进行,DDIs 的常规筛查可能最终会成为在 SRS 数据库中自动信号检测活动的固定组成部分[6]。WHO-UMC 已经开发出一套方法学并部分实现自动化交互搜索[7],并在日常药物相互作用筛查上实施了进一步工作。

4.验证性数据分析

SRS 中的数据挖掘可以被用来验证早前已识别的信号吗？传统的临床评估方法被广泛应用于基于 Bradford Hill 准则得出的因果关系的评估证据。而更多的数据挖掘可以提供进一步的信息，它不能取代临床评估的独特性。对于一个信号的验证，非 SRS 数据集可能是最有参考意义的。

对已知的 ADRs 新方面的检测是药品安全监测的一个重要因素，但在数据挖掘文献中却受到相对较少的关注，且尚未充分探索。有限的研究表明，2×2 的方法在检测已知的 ADRs 变化方面可能是有用的。原则上，多因素分析或模式识别有可能进一步阐明这种现象。

SRS 数据库数据挖掘的潜在未来改善很可能要求将其他数据元素融入现有的算法，如不良事件发生的时间间隔，阳性的再激发/去激发，产品信息和报告者类型。

三、非 SRS 数据集中的信号挖掘

采用数据挖掘技术可以将一些其他数据库用于检测信号。这些数据源的主要优势在于药物–事件组合中作为分母的患者数增加，从而允许计算发病率以及可以对不同的药物或不同患者亚组之间的发病率进行比较。

1.计算机化的纵向医疗数据库

含医疗信息的计算机数据库，包括电子病历数据库和医疗索赔数据库，通过采用纵向队列或病例对照分析方法，已被广泛地正式用于评估早前已确认的信号、方案驱动和针对具体安全问题的流行病学研究。WHO–UMC 自 2004 年以来就开展了纵向医疗索赔记录的数据挖掘[8]。此外，美国几家大型医疗数据库，如退伍军人事务和医疗保险数据库，也被应用于数据挖掘。另外，各种自动化医疗数据库的供应商也提供信号检测工具并应用到计算机医疗数据库。尽管趋势如此，在信号检测中使用大型医疗保健索赔或电子病历数据仍处于起步阶段。一个重要的且尚未得到解决的问题是，这些用于信号检测的大型医疗数据库的数据挖掘是否比 SRS 数据集的数据挖掘产生了更高的阳性

预测值?

针对大型医疗保健数据库的数据挖掘,已经开发出几种不同的方法。这些方法包括序贯监测法、回顾性筛查法、连续比例失衡筛选法和荟萃分析法。

2.序贯监测

序贯监测,也称为快速循环分析,用于对预先指定事件接近实时性的监测,预先指定事件又包括感兴趣的或关心的[也被称为指定医疗事件(DME)]以及目标医疗事件(TME)。通过这种方法,可快速评估药物上市许可早期的不良事件发生率。

戴维斯等在美国疫苗安全数据系统项目研究中对这种方法进行了回顾性概念证明[9]。通过采用序贯概率比检验(SPRT)方法,该作者发现在管理式医疗数据时,一些已确认的安全信号在使用 SRS 数据检测之前就已经被发现。

而这种方法的局限性,与传统的观察性研究类似,问题都涉及偏倚(例如,通道偏倚,严重度导致的混杂)。另一个局限性是当事先不明确包含哪些和多少这样的事件时,需要定义一个事件的先验列表用于监测目的。此外,一旦检测到信号,就需要评估,这最好在一个独立的数据库中进行。如果独立数据库不可用,则现有的数据集可以随机分为测试集和验证集。然而,这种方法在检测信号时牺牲了一定程度的灵敏度。

序贯监测还需要及时获得患者的更新数据。对于新批准药品的快速周期分析的实施,主动监测系统用户(如监管机构、药品生产商、临床医生、药剂师等)和患者数据供应商之间的密切合作是必要的。更重要的是发展这样一个系统需要大量资源的投资。

3.横断面筛选或数据挖掘

对于独特的流行病学模式/药物事件联系,回顾性定期筛查患者的健康记录数据库是信号检测的另一种方法。这个活动与 SRS 数据库中的信号数据挖掘类似,除了计算相对报告率比率(如 PRR、ROR、ESGM、IC 等),事件的发生率(密度)的比率是由大量药物–事件组合决定的。

4.连续比例失衡筛选

连续比例失衡筛选包括对比非暴露监控期患者正在进行事件的比例失衡评估。该方法的优点是适用于事件的持续性监控和可视化趋势,但目前的形式可能缺乏普遍性,不能推广到其他数据集。Bate等对英国的一个原始护理记录数据库采用连续比例失衡筛选进行了回顾性的评估并得出结论,认为对于纵向保健健康数据集中采用数据挖掘可以识别已知信号以及新的可疑信号,尽管其预测价值还有待评估[10]。WHO–UMC 正在将此方法引介给其他国家,用于纵向数据集的信息检测。这个方法的优势是能早期发现信号,有两种对照类型,但是受制于多重问题分析、记录和术语局限性。一个主要的优势是其透明性,暴露队列/对照组中有按照时间时间顺序的记录比例失衡数据。此外,由于这个方法可以探测到治疗前后的阳性和阴性事件之间比例失衡,此方法可能在利益–风险研究中很有价值。

5.数据挖掘、荟萃分析和临床试验数据

比例失衡的分析依赖于二分类的可疑药物和相关事件。从某种意义上说,这涉及将大量的药物和事件信息分解为两类。这种潜在的信息损失对多因素分析方法的研究起到促进作用。越来越多地完成了多重试验中汇集的个人数据的荟萃分析,并且导致若干信号被检测或确认。因此,应将临床试验数据集的合并分析或荟萃分析作为上市后以及上市前期药物警戒系统不可或缺的一部分。

四、采用 ICSRs 评估风险最小化的影响

ICSR 数据可能被用来评估风险最小化干预的影响。采用有对照组的前–后设计,来评估各种不同类型的干预措施。这是一个潜在的有用的应用程序,值得进一步研究关注。

五、信号信息的沟通

信号沟通是信息检测和评估流程的一个关键步骤。从公共健康的角度来看,与利益相关者之间对信号信息的及时高效的沟通是有效的药物警戒实践的关键步骤。风险沟通在药品安全中的重要作用在最近

的一些政府项目是显而易见的,包括 FDA 定期出版的倡议,MHRA 的患者信息专家咨询组。虽然风险沟通的某些原则已被确认为重要的,但对最佳做法尚未达成共识。信号信息的沟通涉及一些独特的挑战。这些挑战包括适当的信息的形成和传递,以及对关键利益相关者进行信息发布的时机。

1.信息内容及传递

新兴的药品安全风险的有效沟通至少应包括:潜在的安全问题描述、产生的数据(有时是预数据)、目前正在或将要进行审查的额外数据,以及目前审查的安全数据预期完成的时限。然而,信号信息的内容和时限需要为各关键的利益相关群体进行调整,包括医疗保健专业人士/处方医生、患者、看护人以及普通大众。信息内容的形成应以研究成人学习和人类认知的循证研究作为指导。其他重要的考虑因素包括对文化差异的敏感性、语言的起源和健康认知水平。

虽然标签资料是提供药品安全信息的基础,修订标签需要时间,因此不能用于给医疗保健提供者和患者快速传递新的信号信息。对于时间敏感性信息沟通,应采用多种沟通方式,包括印刷和电子宣传工具以及广播公益公告。另一个可以采纳的快速的安全沟通方法是在指定的网络页面发布信号。FDA 已经开始使用这种方法,它每季度发布药物清单就是这种方式,每个季度在消费者健康信息页面发布可能有潜在安全信号的药物列表,在 WebMD.com 这个健康信息网站也发布这些信息[11]。在这些网站发布的药物有一个或多个严重潜在的风险或新的、近三个月内给 AERS 报告过的安全信息。列出这些药物并不意味着 FDA 已经得出结论表明该药物有上市风险,而是 FDA 已经确定了一个正在评估的潜在的安全问题,但尚未确定因果关系。当前有正在进行 FDA 信号发布的价值的研究。

2.信息沟通的时机

信号只是一个潜在安全问题的指示指标。在确定实际风险之前需要进一步的评估。这样的评估需要时间,因为它涉及数据审查。信号评估过程中可以开展信号的沟通。最初的发布信息时,可以采用警报或"早期沟通"的形式。通过对一个或者多个额外数据进行审查得到的对新信息有影响趋势的"安全更新",再对"安全更新"的信息进行后续沟通。一旦已经审查了足够的数据从而有合理的理由对风险进行了确认,则需要另外建立并发布沟通信息到如下人员:①医疗保健专业人士/处方医生;②患者及看护人。这种沟通可以是信息表(与医疗保健专业人士的沟通)和(或)公共健康咨询或类似的形式(与患者和看护人的沟通)。

一旦现有数据得到了充分的分析,在采取任何常规行动前可能还需要另外的沟通,特别是以下情况:

● 如果产品安全问题的沟通信息改变风险/受益,也就是说,影响到处方或用药的决策。

● 当卫生保健专业人士或者患者能采取一定的方法来阻止损害时,包括阻止用药错误。

● 如果安全问题涉及所有未批准使用以及使用本药品造成伤害的风险。

● 如果安全问题影响到弱势群体。

六、结论和建议

● 评估 DMAs 的灵敏度和特异度为将来发展使用这些工具是必需的。

● 需要对 SRS 数据中使用不同类型分母人群的可行性和对分析的影响进行评估。

● 应该考虑用多个数据集作为信息评估过程的一部分。

● 需要更进一步的研究来确定,使用医疗索赔数据库进行数据挖掘以进行信号检测是否比使用 SRS 数据集的数据挖掘,得到更高的阳性预测值。

● 鉴于上市后阶段临床试验信号来源的重要性,对临床试验数据的合并或荟萃分析应被视为药物警戒体系不可或缺的一个组成部分。

● 信号沟通可能受益于"分阶段"法,不同的信号监测和评估过程对应不同的方法。

● 信号信息的沟通可以由成人学习和人类认知的最新证据作为

指导,并且应该考虑针对不同的利益相关群体调整信号信息的内容。

• 需要进一步的研究来确定,应该在什么时候沟通,沟通什么内容,如何最有效地进行沟通。特别是需要考虑和评估一系列的沟通模式,包括新兴的沟通技术和更多已确定的方法。

过去,CIOMS 已采用多种方法传播其主导思想,特别是向那些不在 WHO 项目内的群体。对于 CIOMS 时至今日提及的很多药物警戒话题,相对于"标准化"(法规确定一套必须使用的固定手段或方法),"协调"(即,分享、理解与合作)经常被提倡。这种情况也涉及信号检测和信号管理活动,包括数据挖掘方法。工作组一致同意固定的或者常规的标准不适用于这些活动,或者在关键步骤可能不适用。按照定义,信号检测和管理活动需要个性化的方法和横向思维。在这一点上,数据挖掘是一个工具,而所有潜在的功能,无论是受益或误用方面,都还没有得到完全的认识。

参考文献

[1] Szarfman A, Machado SG, O'Neill RT. Use of screening algorithms and computer systems to efficiently signal higher-than-expected combinations of drugs and events in the US FDA's spontaneous reports database. Drug Safety,2002,25:381–392.

[2] Lindquist M et al. How does cystitis affect a comparative risk profi le of tiaprofenic acid with other non-steroidal anti-inflammatory drugs? An international study based on spontaneous reports and drug usage data. ADR Signals Analysis Project (ASAP) Team. Pharmacol Toxicol,1997, 80(5):211–7.

[3] Smith MY et al. Quantifying morbidity associated with the abuse and misuse of opioid analgesics: a comparison of two approaches. Clinical Toxicology, 2007, 45(1):23–30.

[4] Caster O et al. Large scale regression-based pattern discovery: the example of screening in the WHO Global Drug Safety database. (http://www.stat.columbia.edu/~madigan/PAPERS/sam–2.pdf, accessed 18 December 2009)

[5] Lindquist M et al. New pharmacovigilance information on an old drug—an international study of spontaneous reports on Digoxin. Drug Investigation, 1994, 8:73–80.

[6] Strandell J et al. Drug-drug interactions—a preventable patient safety issue? British Journal of Clinical Pharmacology, 2008, 65(1):144–146.

［7］Norén GN et al. A statistical methodology for drug-drug interaction surveillance. Statistics in Medicine, 2008. 27(16):3057–70.

［8］Norén GN et al. Temporal pattern discovery for trends and transient effects: its application to patient records. In ACM SIGKDD International Conference on Knowledge Discovery and Data Mining, 2008, Las Vegas, Nevada, USA: KDD'08. ACM.

［9］Davis RL et al. Active surveillance of vaccine safety: a system to detect early signs of adverse events. Epidemiology, 2005, 16(3):336–341

［10］Bate A et al. Knowledge finding in IMS disease analyser Mediplus UK database-effective data mining in longitudinal patient safety data. Drug Safety, 2004, 27:917–918.

［11］Houghton M. FDA partners with WebMD for broader dissemination of product safety info. FDC Reports: Health News Daily−4 December 2008. Direct URL to article: http://thegraysheet.elsevierbi.com/cs/Satellite?c=Page&cid=1216099165884&pagename =FDCReports/Page/PageNavigatorWrapper&autoLogin =yes&queryStr =resultpage*ArticleDetail:ArticleDetailWrapper/pii*081204g1/pubdate*20081204/qbax*0aJ84 2L2KIdp7ttotwzI5w==&jid=gray&pii=081204g1&pubdate=20081204# Accessed online at The Pink Sheet Daily on 17 December 2009:http://thepinksheetdaily.elsevierbi.com/cs/Satellite?c=Page&cid=1216099237581&pagename=pdly/Page/MarketingWrapper&rendermode=previewnoinsite>

［12］Personal communication, G. Dal Pan, 30 November 2008.

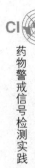
附录

一、术语和缩略词

主动监测

世界卫生组织将主动监测系统定义为一个病例安全性信息搜集的、持续的事先组织的过程。

The Importance of Pharmacovigilance: Safety Monitoring of Medicinal Products. Geneva, WHO, 2002.

主动监测可以是：①以药物为基础：识别出使用特定产品的患者所发生的不良事件；②以环境为基础：识别出有可能在特定医疗环境（例如急诊室）的治疗过程中出现中的不良事件；或③以事件为基础：识别出可能与药物有关联的不良事件（例如急性肝功能衰竭）。

Guidance for Industry: Good Pharmacovgilance Practices and Pharmaco-epidemiology Assessment. Rockville, MD, Food and Drug Administration(FDA), March 2005. (http://www.fda.gov/downloads/Regulatory Information/Guidances/ UCM126834.pdf, accessed 11 December 2009).

药品不良反应（ADR）

药品不良反应系指对药物产生的与用药目的无关的有害反应，且该反应与药物之间存在合理的可能性。"对药物的反应"为药物和不良事件（AE）之间的因果关系至少存在一个合理的可能性。"合理的可能性"的意思是，有具体的事实、证据或论据，支持不良事件和药物之间存在因果关系。

ICH E2A Guideline for Industry: Clinical Safety Data Management: Definitions and Standards for Expedited Reporting. Step 5 as of October 1994.(http://www.ich.org/LOB/media/MEDIA436.pdf, accessed 11 December 2009).

注意:从监管部门的角度,所有自发性报告都视为"疑似"ADR,因为这些报告表达了报告者的怀疑。监管部门的因果关系评估可以指出除了可疑药物之外是否可能由其他原因导致所观察到的不良事件。需要注意的是,在批准后的情况下,虽然药品不良反应的基本定义并不包括用药过量,但是用药过量、药物滥用和误用的相关信息应该作为一部分内容包含在所有药物的风险评估中。

不良事件(AE)

患者或临床研究中的受试者在接受某种药物后出现的任何有害的医学事件,该事件与所接受的治疗不一定存在因果关系。

注意:因此,一例不良事件可以是与药物(试验用药)使用有时间关联性的任何非意图的不适体征(包括异常的实验室发现)、症状或疾病,而不论其是否与药物(试验用药)有关。

Guideline for Good Clinical Practice, ICH Harmonized Tripartite Guideline, E6(R1), Current Step 4 version, dated 10 June 2006(including Post Step 4 corrections). (http://www.ich.org/LOB/media/MEDIA482.pdf, accessed 11 December 2009).

警告

与使用药物有关的已确认的风险需要采取紧急措施以保护患者。

贝叶斯置信传播神经网络(BCPNN)

在自发性报告数据库中用作信号探测的经典贝叶斯算法。

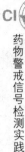
因果关系评估

评估某种药物导致特定个体出现不良事件的可能性。一般根据已建立的规则做出因果关系评估。

Adapted from: Glossary of terms used in Pharmacovigilance. WHO Collaborating Centre for International Drug Monitoring, Uppsala.（http://www.who-umc.org/graphics/8321.pdf, accessed 11 December 2009）.

队列事件监测（CEM）

一种监测方法，要求处方医生对接受某种特定药物的可识别患者中观察到的所有不良事件进行报告，无论这些事件是不是疑似药品不良反应。也称为处方事件监测。

Glossary of terms used in Pharmacovigilance. WHO Collaborating Centre for International Drug Monitoring, Uppsala.（http://www.who-umc. org/graphics/8321. pdf, accessed 11 December 2009）.

数据挖掘

任何用于从大量数据中自动提取有用信息的计算方法。数据挖掘是一种探索性数据分析的形式。

Adapted from: Hand, Manilla and Smyth. Principles of data mining. Cambridge, MA, USA. MIT Press, 2001.

指定医学事件（DME）

被视为罕见的、严重的、与药物高度相关的不良事件，出现一至三例报告即可构成警告。例如 Stevens-Johnson 综合征、中毒性表皮坏死松解症、肝功能衰竭、超敏反应、再生障碍性贫血以及扭转型室性心动过速。

Hauben M et al. The role of data mining in pharmacovigilance. Expert Opinion in Drug Safety, 2005, 4:929-948.

比例失衡分析/比例失衡报告分析

将计算机辅助计算和统计方法应用于大型安全性数据库，从而系统性地识别那些发生频率不成比例地高于统计独立性模型所预测概率的药物–事件组合。

Almenoff J et al. Perspectives on the use of data mining in pharmacovigilance. Drug Safety, 2005, 28:981–1007.

药物–事件组合
药物与不良事件形成的组合,该不良事件至少出现在录入到自发性报告数据库中的一例病例报告中。

频率统计
在假设试验可重复或抽样机制可重复的前提下,将长期发生频率视为概率。

危害
在特定环境下可能会导致伤害的情形。为一种危险源。

Benefit-Risk Balance for Marketed Drugs: Evaluating Safety Signals. Report of CIOMS Working Group IV. Geneva, CIOMS, 1998.

已确认的风险
有充分证据证明与所关注药物有关的任何有害事件。

Guideline on Risk Management Systems for medicinal products for human use, Vol 9A of Eudralex, Chapter I.3, March 2007. (http://ec.europa.eu/enterprise/pharmaceuticals/eudralex/vol–9/pdf/vol9_2007–07_upd 07.pdf, accessed 11 December 2009).

多项伽玛泊松分布缩减法(MGPS)
在自发性报告数据库中用作信号探测的经验性贝叶斯算法。

被动监测(对自发性报告的)
一种监测方法,依靠医疗专业人员(以及某些国家的消费者)主

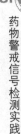

动向自发性报告系统递交某些患者可能出现的药品不良反应的疑似信息。

药物流行病学

在大规模人群中研究药物应用情况与药效。

Glossary of terms used in Pharmacovigilance. WHO Collaborating Centre for International Drug Monitoring, Uppsala. (http://www.who-umc.org/graphics/8321. pdf, accessed 11 December 2009).

药物警戒

与不良反应或任何其他药物相关问题的探测、评估、理解和预防有关的科学活动。

Glossary of terms used in Pharmacovigilance. WHO Collaborating Centre for International Drug Monitoring, Uppsala. (http://www.who-umc.org/graphics/8321. pdf, accessed 11 December 2009).

授权后

某种医药产品获得上市批准后所进入的生命周期阶段,在此之后产品有可能上市。

上市后

药品已进入市场的阶段。

Glossary of terms used in Pharmacovigilance. WHO Collaborating Centre for International Drug Monitoring, Uppsala. (http://www.who-umc.org/graphics/8321. pdf, accessed 11 December 2009).

上市后监测

监测已上市产品引起的不良反应。

Adapted from Glossary of MHRA terms. (http://www.mhra.gov.uk/home/ idcplg?IdcService=SS_GET_PAGE&nodeId=408, accessed 11 De cember 2009）.

潜在风险

潜在风险系指有一定证据怀疑与关注药品有关,但相关性尚未得以证实的有害事件。

Guideline on Risk Management Systems for medicinal products for human use, Vol 9A of Eudralex, Chapter I.3, March 2007.（http://ec.europa.eu/enterprise/pharma –ceuticals/eudralex/vol –9/pdf/vol9_2007 –07_upd07.pdf, accessed 11 December 2009）.

授权前

药物获得上市批准之前所处于的生命周期阶段。

注意:每种用药适应证对应一份上市许可。一种药物获得某一种适应证的许可之后,对另一种适应证而言仍然可能处于授权前开发阶段。

ICH Topic E8. General Considerations for Clinical Trials. 17 July 1997.（http://www.ich.org/LOB/media/MEDIA484.pdf, accessed 11 December 2009）.

上市前

药物尚无法进行处方或公开销售的阶段。通常与批准前或授权前的意义相同。

Adapted from Glossary of terms used in Pharmacovigilance, WHO Collaborating Centre for International Drug Monitoring, Uppsala.（http://www.who–umc.org/ graphics/8321.pdf, accessed 11 December 2009）.

处方事件监测(PEM)或队列事件监测(CEM)

一种监测方法,要求处方医生报告在接受某种特定药物的可识别患者中观察到的所有不良事件,无论这些事件是不是疑似药品不良反应。也可以更准确称为"队列事件监测"。

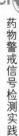

Glossary of terms used in Pharmacovigilance. WHO Collaborating Centre for International Drug Monitoring, Uppsala. (http://www.who-umc. org/graphics/8321. pdf, accessed 11 December 2009).

成比例报告比值比法(PRR)

自发性报告数据库中,涉及某种特定药物的事件报告率,与所有药物引发该事件的报告率之间的比值。其表现为比值的形式,反映了该数据库中出现该事件的实际观察值/预期值。

Adapted from: Evans SJW et al. Use of proportional reporting ratios (PRRs) for signal generation from spontaneous adverse drug reaction re ports. Pharmacoepidemiology and Drug Safety 2001, 10:483-486.

定性信号监测

必须由评审人员对提交到自发性报告系统的每个疑似药品不良反应病例进行逐个人工筛选。评审人员人工来评估不良事件是由疑似药物引起的可能性。

Adapted from: Egberts TCG. Signal Detection: Historical Back ground. Drug Safety 2007, 30:607-609.

定量信号监测

指用于识别在大型自发性报告数据库中出现频率高得不成比例的药物-事件配对(或更高阶的药物事件组合)的计算或统计方法。

Almenoff J et al. Perspectives on the use of data mining in pharma covigilance. Drug Safety, 2005, 28:981-1007.

报告比数比法(ROR)

在提到特定药物的所有病例报告中发现某种不良事件的概率,除以在自发性报告数据库中未提到这种药物的所有其他病例报告中发现同一不良事件的概率(概率/1-概率)。

风险

产生某种结局的概率。

注意："风险"这一术语通常但并非百分之百意味着消极结局。用于药物时,风险的概念涉及的是药品不良反应。与伤害相反,风险这一概念并不涉及结局的严重程度。应详细说明处于风险中的时间间隔。

Adapted from: Lindquist, M. The need for definitions in pharmacovigilance. Drug Safety, 2007, 30:825–830.

风险评估

风险评估包括对使用某种产品所产生的相关风险的实质、频率和严重程度进行识别和描述。风险评估贯穿产品的整个生命周期,包括早期识别潜在产品、上市前开发过程,以及获得批准后药品上市的过程。

FDA Guidance for Industry. Premarketing Risk Assessment. March 2005.(http://www.fda.gov/downloads/Drugs/Guidance Compliance Regulatory Information/Guidances/ucm072002.pdf, accessed 11 December 2009).

注意:风险评估可以细分为风险估计和风险评价。

风险沟通

所有针对健康或环境风险的存在、实质、形式、严重程度或可接受性所展开的信息交换。有效的风险沟通涉及确定所感兴趣的信息类型以及受影响人群需求和想要得到的信息类型,并通过有用和有意义的方式向他们传递这些信息。

Decision–Making Framework for Identifying, Assessing and Managing Health Risks. Health Canada, 1 August 2000.(http://www.hc–sc.gc.ca/ahc–asc/pubs/hpfb–dgpsa/risk–risques_cp–pc_e.html, accessed 11 December 2009).

注意:旨在促进药物安全信息交流的埃利斯宣言提出了针对已确认的风险或潜在风险进行符合伦理的有效信息交流的关键性原则。

See Current Challenges in Pharmacovigilance: Report of CIOMS

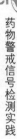
Working Group V. Geneva, CIOMS, 2001. Appendix 1, pp. 219–220.

风险估计

风险估计包括识别结局、估算这些结局相关的后果的影响级别，以及估算这些结局的发生概率。

Risk analysis, perception and management, The Royal Society, UK, 1992.

风险评估

风险评估是决定已识别的危害的意义或者价值，并评估该决定对所涉及的以及可能被影响的人群的风险进行评估的复杂过程。因此，这一过程包括风险感知的研究，以及在所感知风险和所感知受益之间的权衡。风险评估的定义是对已经量化（或在可接受的情况下，定性）的风险的意义进行评估。

Risk analysis, perception and management, The Royal Society, UK, 1992.

风险管理体系

包含一系列药物警戒活动和干预措施，旨在识别、描述、预防或最小化药物相关的风险，并评估这些干预措施的有效性。

Guideline on Risk Management Systems for medicinal products for human use, Vol 9A of Eudralex, Chapter I.3, March 2007. (http://ec.europa.eu/enterprise/pharma−ceuticals/eudralex/vol−9/pdf/vol9_2007−07_upd07.pdf, accessed 11 December 2009).

严重不良反应 / 药品不良反应

严重不良反应是指导致患者死亡、危及生命、导致患者住院或导致患者的住院延长、导致永久性或显著的残疾或功能丧失，或先天性异常/出生缺陷的不良反应。

注意：重要的医学事件不一定立即危及生命或导致死亡或住院治

疗,但是可能危害患者或可能需要干预以防止上述情况的发生,这类事件也应视为是严重的。例如急诊室或在家中需要强化治疗的过敏性支气管痉挛;未导致住院的恶血质或惊厥,或出现药物依赖性或药物滥用。

Adapted from: Definitions and Standards for Expedited Reporting, ICH Harmonized Tripartite Guideline, E2A, Current Step 4 version, dated 27 October 2004. (http://www.ich.org/LOB/media/MEDIA436.pdf,ac cessed 11 December 2009)

信号

产生于一种或者多种来源(包括观察结果和实验)的信息,提示在某干预措施与某事件之间或者一系列相关事件之间,有新的潜在的因果关系或者对已知关联性新的发现,其或为有害或为有利,被判断有足够的可能性需要进一步验证行动。

Adapted from: Hauben M, Aronson J. K. Defining "signal" and its subtypes in pharmacovigilance based on a systematic review of previous definitions. Drug Safety, 2009, 32:1–12.

信号检测

利用任何来源的事件数据寻找和(或)识别信号的行为。

信号管理

包括信号探测、优先排序和评估在内的一系列活动,以确定某种信号是否表现为可能需要进一步评估、沟通或根据事件的医学意义采取其他风险最小化措施的风险。

信号验证

信号的可疑因果关系得以通过自身特性或其他来源信息得以验证,例如随机临床试验或正式的验证性研究所得出的决定性细节或有说服力的关联性。

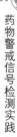

Adapted from: Hauben M, Aronson J. K. Defining "signal" and its subtypes in pharmacovigilance based on a systematic review of previous definitions. Drug Safety, 2009, 32:1–12.

自发报告

医疗专业人员或消费者主动与公司、监管机构或其他组织沟通，描述使用一种或多种药物的患者出现一种或多种疑似药品不良反应。

Adapted from: Pharmacovigilance Planning, ICH Harmonized Tripartite Guideline, E2E, Current Step 4 version, dated 18 November 2004. (http://www.ich.org/ LOB/media/MEDIA1195.pdf, accessed 11 December 2009).

统计学比例失衡报告（SDR）

利用适用于自发性报告数据库的不相称测定分析，进行所有数据挖掘算法所产生的高于某个预设阈值的数值结果。SDR 提醒医学评估人员，该特定医药产品所报告的特定不良事件(药物–事件组合)需要进一步探讨。

注意:自发性报告数据库所产生的 SDR 不能作为科学依据来建立医药产品和不良事件之间的因果关系，因此，其与正式的流行病学研究所得出的统计学关联并不相同。

Adapted from: Guideline on the use of statistical signal detection methods in the EudraVigilance data analysis system. London, Doc. Ref. EMEA/106464/2006 rev.1 (http://www.emea.europa.eu/pdfs/human/phvwp/ 10646406enfin.pdf, accessed 11 December 2009).

目标医学事件(TME)

特定医药产品所特别关注的不良事件。

Adapted from: Guideline on the use of statistical signal detection methods in the EudraVigilance data analysis system. London, Doc. Ref. EMEA/106464/2006rev.1 (http://www.emea.europa.eu/pdfs/human/phvwp/

10646406enfin.pdf, accessed 11 December 2009）.

二、CIOMS 工作组Ⅷ：会员身份及其工作程序

从 2006 年 9 月到 2008 年 10 月期间，CIOMS 工作组Ⅷ就药物警戒信号检测实行方面分别在欧洲和北美召开了一系列六次正式会议。根据工作组大事记，下文列出了来自药物监管部门、制药公司、学术组织以及参与该项目的其他机构的 38 名资深科学家。

2006 年 9 月，欧洲药物管理局（EMA）在伦敦召开的第一次正式会议上，工作组对项目纲要、工作方法以及会议主题达成一致。会议期间，还确定了一些新的备选主题，并基于工作组的讨论被纳入报告之中。

CIOMS 工作组Ⅰ、Ⅱ、Ⅲ、Ⅳ和Ⅴ探讨了授权后阶段的大部分药物警戒问题。CIOMS Ⅵ和Ⅶ工作组专注于临床试验安全信息的管理，以及临床试验期间定期安全报告格式和内容的一致性问题。但是，显而易见，信号检测是药物安全监测的一个十分重要的工具，要求对其合理应用进行特别考虑，并提出相关建议。

CIOMS 工作组Ⅷ决定为制药公司、监管部门、国内外组织以及机构监测中心提供考量重点，以期建立系统性的整体策略，从而更好地管理信号的整个"生命周期"。该生命周期包括信号检测、信号优先级以及信号评价。此外，CIOMS Ⅷ项目被设计致力于药物安全信号的生命周期，包括治疗用生物制品。然而，疫苗的安全信号生命周期由 CIOMS/WHO 疫苗药物警戒工作组承担，其与 CIOMS 工作组Ⅷ平行工作并相互交流。

项目初期，对 CIOMS Ⅷ报告的单个主题章节和其他章节进行了分配，以便二级工作组配合指定领导者进行考虑和起草。许多参与者服务于若干二级工作组。随后，整个工作组对草案的正文和理念进行了数次审核和讨论，从而对正文进行修订、改写和完善。

2006 年 9 月，EMA 在伦敦召开第一次会议之后，紧接着召开了如下会议：2006 年 11 月，WHO/CIOMS 在日内瓦召开会议；2007 年 4 月，美国食品和药品监督管理局（FDA）在马里兰洛克威尔召开会议；2007

年 10 月,德国联邦药品和医疗器械机构(BfArM)在波恩召开会议;2008年 3 月,法国健康产品卫生安全局(AFSSAPS)在巴黎召开会议;2008年 10 月,英国药品和保健品管理局(MHRA)在伦敦召开会议。

外聘专家受邀对报告草案发表意见。这些外聘专家包括来自制药行业、学术界和卫生管理局的药物警戒专家以及其他相关专家。他们为文件定案做出了宝贵贡献。

June Raine 博士担任首席编辑,负责编制综合报告草案和最终底稿,便于 CIOMS 后期出版。

CIOMS 工作组Ⅷ会员和顾问

Name 姓名	Organization 组织机构
June Almenoff	GlaxoSmithKline
Andrew Bate	Uppsala Monitoring Centre(UMC)
Michael Blum*	Wyeth
Anne Castot	French Health Products Safety Agency (AFSSAPS)
Patrizia Cavazzoni	Eli Lilly
Philippe Close	Novartis
Michael Cook	Wyeth
Gerald Dal Pan	Food and Drug Administration
Gaby Danan	Sanofi Aventis
Paul Dolin	Ingenix
Ralph Edwards*	Uppsala Monitoring Centre(UMC)
Stewart Geary	Eisai
Bill Gregory	Pfizer
Ulrich Hagemann	Federal Institute for Drugs and Medical Devices (BfArM)
Rohan Hammett	Therapeutic Goods Administration(TGA)
Manfred Hauben*	Pfizer
Astrid Herpers	Roche

Christoph Hofman	Bayer Schering AG
William Holden*	Sanofi Pasteur
Sebastian Horn*	Roche
Juhana E. Idänpään-Heikkilä	CIOMS
Chieko Ishiguro*	Pharmaceuticals and Medical Devices Agency(PMDA)
Akira Kawahara	Pharmaceuticals and Medical Devices Agency(PMDA)
Stephen Klincewicz	Johnson & Johnson
Gottfried Kreutz	CIOMS
Lynn Macdonald	Health Canada
François Maignen	EMA
Seiko Masuda*	Pharmaceuticals and Medical Devices Agency(PMDA)
Christiane Michel*	Novartis
Vitali Pool*	Eli Lilly
June Raine	Medicines and Healthcare products Regulatory Agency(MHRA)
Atsuko Shibata	Amgen
Gunilla Sjölin–Forsberg	Medical Products Agency(MPA)
Meredith Y. Smith	Purdue Pharma L.P.
Panos Tsintis*	EMA
Ulrich Vogel	Boehringer-Ingelheim
Jan Venulet	CIOMS
Akiyoshi Uchiyama	Artage

---

* Adviser 顾问

三、全球及国家自发性报告系统(SRS)数据库

澳大利亚 - "蓝卡"系统

监管机构名称	治疗产品管理局
网站	http://www.tga.gov.au/problem/index.htm
数据库名称(如适用)	—
药物警戒数据库建立年份	1971
数据库是否符合 E2B 要求?	否
数据库中使用的医学术语	MedDRA
数据库中的药物字典	专用字典
数据库中包含的 ICSRs[1]总数	不适用
数据库中包含的个例报告[2]的总数	197 298
过去 3 年收到的 ICSRs 的数量	2006:8614 2005:9840 2004:9520
报告的来源国	国家自发性病例报告
严重病例报告的比例	不适用
报告来源	医疗保健专业人员 患者/消费者 来自制药公司的报告 区域卫生部门
数据库中的报告类型	自发报告
数据库中的产品类型	(新)化学药物 生物医学制品[3] 疫苗 血液制品[4] 辅助类药物(如草药/维生素/矿物质)
数据库涵盖的开发期	获批后/上市后
这些信息(或这些信息中的部分信息)已公开或以信息自由(FOI)项目的形式可见?	是
数据库使用的信号检测定量法	PRR
数据库中用于定义报告失衡信号/信号的标准	不适用
数据库中是否针对每例报告都有正式的因果关系评价?	是 4 种分类,与 WHO 的分类类似: 肯定/很可能/可能/不明确

加拿大–加拿大卫生部上市后保健产品不良反应报告系统数据库（加拿大警戒系统）

监管机构名称	加拿大卫生部
网站	http://www.hc-sc.gc.ca/dhp-mps/medeff/databas-don/index_e.html
数据库名称（如适用）	加拿大警戒系统[以前使用的加拿大药品不良反应信息系统（CADRIS）的升级版]
药物警戒系统建立的年份	包含 1965 年以来的数据
数据库是否符合 E2B 的要求？	是
数据库使用的医学术语	MedDRA（从 2008 年 1 月开始）
数据库使用的药物字典	专用字典
数据库中包含的 ICSR 的总数	不适用
数据库中包含的个例报告的总数	数据库中有 211 500 国内案例（2007 年 12 月）
过去 3 年收到的 ICSR 的数量	2007:17 300 2006:14 500 2005:15 000
报告的来源国	国家自发性病例报告
严重病例报告的比例	严重报告的百分比:大约 66%（2006 年） 非严重报告的百分比:大约 34%（2006 年）
报告来源	医疗保健专业人员 患者/消费者 来自制药公司的报告
数据库中的报告类型	自发性报告 文献 观察性研究 大部分报告为自发性报告 大约有 5%的报告（来自 MAH）来自于上市后（四期）研究或来自于临床试验中的对照药物的报告
数据库中的产品类型	(新)化学药物 生物医学制品 血液制品 天然健康保健品

（待续）

（续表）

数据库中涵盖的开发期	获批后/上市后
这些信息（或这些信息中的部分信息）已公开或以信息自由（FOI）项目的形式可见？	是,数据库的一部分放在了加拿大卫生部的网站上。在获得加拿大信息获取（ATI）的允许权之后也可以获取数据信息 http://www.hc–sc.gc.ca/dhp –mps/medeff/databas-don/index_e.html
数据库使用的信号探测定量法	数据库有使用 EGBM、BCPNN、PRR 和 ROR 做定量分析的功能
数据库中用于定义报告失衡信号/信号的标准	不适用
数据库中是否针对每例报告都有正式的因果关系评价？	否

加拿大–加拿大免疫接种后不良事件监管系统(CAEFISS)数据库

监管机构名称	加拿大公共健康管理局
网站	http://www.phac–aspc.gc.ca/im/vs-sv/caefiss_e.html
数据库名称（如适用）	加拿大免疫接种后不良事件监管系统
药物警戒数据库建立的年份	1987
数据库是否符合 E2B 的要求？	不适用
数据库中使用的医学术语	不适用
数据库中使用的药物字典	不适用
数据库中包含的 ICSR 的总数	不适用
数据库中包含的个例报告的总数	不适用
过去 3 年中收到的 ICSR 的数量	不适用
报告的来源国	国家自发性报告
严重病例报告的比例	不适用
报告来源	医疗保健专业人员（主要是公共健康护士和医生）
数据库中的报告类型	不适用
数据库中的产品类型	疫苗
数据库中涵盖的开发期	不适用

（待续）

（续表）

这些信息（或这些信息中的部分信息）已公开或以信息自由（FOI）项目的形式可见？	在获得加拿大信息获取（ATI）的允许权之后可以获取数据信息
数据库使用的信号探测定量法	不适用
数据库中用于定义报告失衡信号/信号的标准	不适用
数据库中是否针对每例报告都有正式的因果关系评价？	没有,但是已经建立了一个由多部门组成的因果关系评价建议委员会（ACCA）,ACCA会回顾所有符合严重程度标准的或"非预期的"的病例报告。每个报告都会使用WHO-UMC(世界卫生组织-乌普萨拉监测中心)的因果关系评价标准

欧盟-EudraVigilance

监管机构名称	欧洲药品管理局
网站	http://eudravigilance.ema.europa.eu/highres.htm
数据库名称（如适用）	EudraVigilance（人用）[5]
药物警戒数据库建立的年份	2001 年 12 月 1 日,EudraVigilance 是 EMA 建立并维护的数据处理网。EudraVigilance 是基于法规（EEC）No,2309/93 建立的,而从 2005 年 11 月 20 日开始,上市产品的不良反应的电子报告形式在 EU 开始强制执行
数据库是否符合 E2B 的要求？	是（交互数据库）
数据库中使用的医学术语	MedDRA
数据库中使用的药物字典	专用字典（EVMPD）
数据库中包含的 ICSR 的总数	超过 1 000 000
数据库中包含的个例报告的总数	不适用
过去 3 年中收到的 ICSR 的数量	2006:284 000 2005:160 000 2004:94 000
报告的来源国	所有的严重药品不良反应来源于 EU,严重非预期的报告来源于 EU 之外。

（待续）

（续表）

严重病例报告的比例	所有报告均为严重报告
报告来源	医疗保健专业人员 来自制药公司的报告
数据库中的报告类型	自发报告 文献 同情用药 登记试验 观察性研究 干预性临床试验
数据库中的产品类型	（新）化学药品 生物医学制品 疫苗 血液制品 所有医药产品的报告（根据 Directive 2001/83/ EC，即新的治疗、草药和顺势疗法、放射性 药品等）
数据库中涵盖的开发期	获批后/上市后 获批前/上市前
这些信息（或这些信息中的部分信息)已公开或以信息自由(FOI)项目的形式可见？	尚未公开。根据 EU 法规的要求,将依据数据库保护和数据库中信息商业机密的性质给予 EudraVigilance 系统的不同级别的权限
数据库使用的信号探测定量法	PRR
数据库中用于定义报告失衡信号/信号的标准	大于 95% 置信区间下限，或者等于 1 且 $n \geqslant$ 3,或者 PRR>2, χ^2>4 且 $n \geqslant 3$
数据库中是否针对每例报告都有正式的因果关系评价？	否

法国–法国药物警戒系统自发报告数据库

监管机构名称	AFSSAPS
网站	http://agmed.sante.gouv.fr/
数据库名称（如适用）	ANPV
药物警戒数据库建立的年份	1985 年(SOS)，在 1995 年和 2007 年进行了升级
数据库是否符合 E2B 的要求？	是（从 2005 年开始）
数据库中使用的医学术语	MedDRA

（待续）

数据库中使用的药物字典	专用字典（Codex）
数据库中包含的 ICSR 的总数	319 027 这个数字仅考虑了法国 31 个区域中心传输的报告,而来自制药公司的报告目前没有包括在这个数据库中
数据库中包含的个例报告的总数	316 548
过去 3 年中收到的 ICSR 的数量	2006:20 993 2005:19 258 2004:19 947
报告的来源国	国家自发性报告
严重病例报告的比例	严重报告的百分比为 35% 非严重报告的百分比为 65% 从 1995 年之后才开始考虑严重性 目前的比例大约为 50%-50%
报告来源	医疗保健专业人员 来自制药公司的报告（来自制药公司的报告从 2007 年底开始包含在此数据库中）
数据库中的报告类型	自发报告 同情用药 观察性研究
数据库中的产品类型	(新)化学药品 生物医学制品 疫苗 血液制品
数据库中涵盖的开发期	获批后/上市后
这些信息(或这些信息中的部分信息)已公开或以信息自由(FOI)项目的形式可见?	否
数据库使用的信号探测定量法	目前数据库中没有信号探测的方法,但将来会使用
数据库中用于定义报告失衡信号/信号的标准	不适用
数据库中是否针对每例报告都有正式的因果关系评价?	是(法国因果关系评价的方法,Begaud et al.)

（待续）

日本–PMDA/MHLW 数据库

监管机构名称	药物和器械管理局(PMDA)/日本厚生劳动省(MHLW)
网站	http://www.pmda.go.jp/english/index.html
数据库名称(如适用)	ADR 信息管理系统
药物警戒数据库建立的年份	2003 年 10 月 27 日
数据库是否符合 E2B 的要求?	是(见下表)
数据库中使用的医学术语	J–MedDRA
数据库中使用的药物字典	专用字典
数据库中包含的 ICSR 的总数	大约 647 000(164 000 国内报告)
数据库中包含的个例报告的总数	大约 412 000(83 000 国内报告)
过去 3 年中收到的 ICSR 的数量(日本财政年)	2006:大约 210 000 2005:大约 193 000 2004:大约 171 000
报告的来源国	国家自发性案例报告（医疗保健专业人员和制药公司） 国外的病例报告(来自制药公司)
严重病例报告的比例	上市前:只有严重 ADR 上市后:2003 年至 2004 年的数据中也包含中等程度的病例报告，但在 2005 年之后，按照修改后法律的要求，只报告严重的病例
报告来源	医疗保健专业人员 来自制药公司的报告
数据库中的报告类型	自发性报告 文献 同情用药 登记试验 观察性研究 干预性临床试验
数据库中的产品类型	(新)化学药品(包括 OTC 药品) 生物医学制品 疫苗 血液制品 草药

（待续）

（续表）

数据库中涵盖的开发期	获批后/上市后 获批前/上市前
这些信息（或这些信息中的部分信息）已公开或以信息自由（FOI）项目的形式可见？	是（部分信息），一部分信息发表在 PMDA 的网站上 http://www.info.pmda.go.jp/（in Japanese）
数据库使用的信号探测定量法	PRR，BCPNN，MGPS，ROR，SPRT，GPS 已进行了试验。已在 2009 年开始使用
数据库中用于定义报告失衡信号/信号的标准	考虑中
数据库中是否针对每例报告都有正式的因果关系评价？	是（专用分类）。每个报告（主要是非列出的严重 ADR）都会进行因果关系评价。计划在不久的将来对每个关于上市后广义 ADR 的报告进行因果关系评价

附录表 1　ADR 信息管理系统中报告的病例报告

报告者	上市前/上市后	报告内容	格式
制药公司	上市前/上市后	国内感染	ICSR（E2B）
	上市前/上市后	国内 ADR	ICSR（E2B）
	上市前/上市后	国外感染	ICSR（E2B）
	上市前/上市后	国外 ADR	ICSR（E2B）
	上市前/上市后	感染的调研问卷	
	上市前/上市后	ADR 调研问卷	
	上市前/上市后	国外采取的措施	
	上市前/上市后	准药物和化妆品	
医疗专业人员	上市后	国内感染和 ADR	ICSR

荷兰–Lareb 数据库

监管机构名称	荷兰药物警戒中心 Lareb(on behalf of the Dutch MEB)
网站	http://www.lareb.nl/
数据库名称(如适用)	Lareb2002
药物警戒数据库建立的年份	数据开始于 1985 年,现有系统操作开始于 2002 年
数据库是否符合 E2B 的要求?	是
数据库中使用的医学术语	MedDRA
数据库中使用的药物字典	G–standard(来自于荷兰药师协会的药物字典)
数据库中包含的 ICSR 的总数	大约 60 000(随访信息包含在原始报告中)
数据库中包含的个例报告的总数	
过去 3 年中收到的 ICSR 的数量	2006:大约 6300 2005:大约 6300 2004:大约 5000
报告的来源国	国家自发性报告
严重病例报告的比例	不适用
报告来源	医疗保健专业人员 患者/消费者 来自制药公司的报告
数据库中的报告类型	自发报告 文献(通过 MAH)
数据库中的产品类型	(新)化学药品 生物医学制品 疫苗 草药和顺势疗法
数据库中涵盖的开发期	获批后/上市后
这些信息(或这些信息中的部分信息)已公开或以信息自由(FOI)项目的形式可见?	是
数据库使用的信号探测定量法	报告比值比
数据库中用于定义报告失衡信号/信号的标准	95%置信区间下限>1 和超过 3 例报告,但临床信息起决定性作用
数据库中是否针对每例报告都有正式的因果关系评价?	是(纳兰霍算法)

瑞典-SWEDIS 数据库(SWE-WEB)医药产品管理局

监管机构名称	医药产品管理局
网站	http://sweweb.mpa.se
数据库名称(如适用)	SWEDIS
药物警戒数据库建立的年份	数据开始于 1965 年,现有数据库操作开始于 1974 年
数据库是否符合 E2B 的要求?	是
数据库中使用的医学术语	WHO-ART 传输到 EudraVigilance 数据库的报告映射为符合 E2B 的要求
数据库中使用的药物字典	SWEDIS
数据库中包含的 ICSR 的总数	大约 105 000(从 2007 年),随访信息包含在原始报告中
数据库中包含的个例报告总数	大约 105 000(2007)
过去 3 年中收到的 ICSR 的数量	2007:4 817 2006:5 130 2005:4 071 2004:4 124
报告的来源国	国家自发性报告
严重病例报告的比例	32%
报告来源	主要为医疗保健专业人员
数据库中的报告类型	自发报告
数据库中的产品类型	(新)化学药品 生物医学制品 疫苗 草药和顺势疗法
数据库中涵盖的开发期	获批后/上市后
这些信息(或这些信息中的部分信息)已公开或以信息自由(FOI)项目的形式可见?	是,根据要求提供
数据库使用的信号探测定量法	主要为常规工作中的比例报告比值比 BCPNN 已处于调研阶段
数据库中用于定义报告失衡信号/信号的标准	下限 95% CI>1 且通常大约 3 个报告,但临床信息是决定性的
数据库中是否针对每例报告都有正式的因果关系评价?	是 5 种分类,与 WHO 的分类类似: 肯定/很可能/可能有关/可能无关/无法评价

英国-"黄卡"数据库(Sentinel)

监管机构名称	英国药品和健康产品管理局(Tory Agency)
网站	http://www.mhra.gov.uk/index.htm and http://yel-lowcard.mhra.gov.uk/
数据库名称(如适用)	Sentinel
药物警戒数据库建立的年份	Sentinel 于 1996 年开始使用。之前的报告(直至 1963 年)保存在 ADROIT 数据库中(1991-2006)。
数据库是否符合 E2B 的要求?	是
数据库中使用的医学术语	MedDRA
数据库中使用的药物字典	专用字典
数据库中包含的 ICSR 的总数	571894 英国自发性报告
数据库中包含的个例报告总数	不适用
过去 3 年中收到的 ICSR 的数量	2006:21 899 英国自发性报告 2005:21 979 英国自发性报告 2004:19 988 英国自发性报告
报告的来源国	国家自发性报告 国外病例报告(EU 和非 EU)
严重病例报告的比例	严重报告百分比:70%~80% 非严重报告百分比:20%~30%
报告来源	医疗保健专业人员 患者/消费者 来自制药公司的报告 非商业性临床研究
数据库中的报告类型	自发报告 文献 同情用药 登记试验 观察性研究 干预性临床试验
数据库中的产品类型	(新)化学药品 生物医学制品 疫苗 草药/未经许可的产品
数据库中涵盖的开发期	获批后/上市后 获批前/上市前

(待续)

（续表）

这些信息（或这些信息中的部分信息）已公开或以信息自由(FOI)项目的形式可见?	是
数据库使用的信号探测定量法	MGPS
数据库中用于定义报告失衡信号/信号的标准	采用联合性的信号选择性阈值,即经验贝叶斯MGPS(至少 3 个药物 ADR 的报告联合一个上一周收到的报告 EBGM≥2.5 及 EB05≥1.8)和额外的死亡、儿童、父母-儿童及药物相互作用的报告,以发现可能的信号。建立了一个"警告"术语目录,这个目录包括关注的严重反应如中毒性表皮坏死松解症,可以用来进一步发现额外需要评估的报告
数据库中是否针对每例报告都有正式的因果关系评价?	否

美国-不良事件报告系统(AERS)数据库

监管机构名称	美国食品药品监督管理局 U.S. Food and Drug Administration
网站	http://www.fda.gov/medwatch/and http://www.fda.gov/cder/aers/default.htm
数据库名称(如适用)	AERS(不良事件报告系统)
药物警戒数据库建立的年份	1969 年(1997 年进行了重新设计)
数据库是否符合 E2B 的要求?	是
数据库中使用的医学术语	MedDRA
数据库中使用的药物字典	CDER,FDA
数据库中包含的 ICSR 的总数	大约 400 万
数据库中包含的个例报告总数	大约 340 万
过去 3 年中收到的 ICSR 的数量	2006:大约 350 000 2005:大约 330 000 2004:大约 310 000
报告的来源国	美国及全球其他国家 对于来自国外的的不良事件报告,FDA 只要求发起者递交严重且未列出的报告

（待续）

（续表）

严重病例报告的比例	严重结局的报告的百分比是 60%（合并所有年份的估算值） 非严重结局的报告的百分比是 40%（合并所有年份的估算值）
报告来源	医疗保健专业人员 患者/消费者 来自制药公司的报告 制药公司收到的监管部门的报告由制药公司递交给 FDA
数据库中的报告类型	自发报告 文献 同情用药（以研究报告上报） 登记试验（以研究报告上报） 观察性研究（以研究报告上报） 干预性临床试验（以研究报告上报） 对于来自文献报告，仅严重非预期的不良事件才要求制药公司递交给 FDA 对于来自研究的报告，仅严重非预期的不良事件且不良事件和药物或生物制品之间的因果关系存在合理的可能性的情况下，才要求制药公司递交给 FDA
数据库中的产品类型	（新）化学药品 生物医学制品 血液制品 数据库中包括所有在美国获批上市的产品。根据专题著作上市的未经申请审批的非处方药（OTC）包含在数据库中
数据库中涵盖的开发期	获批后/上市后
这些信息（或这些信息中的部分信息）已公开或以信息自由（FOI）项目的形式可见？	是。根据 FDA 公众信息或 FOI 法规的要求，不良事件报告中的患者、卫生保健专业人员、医院的名字及地理标识不对公众开放

（待续）

（续表）

	MGPS
数据库使用的信号探测定量法	AERS 中的安全信号探测通常在对值得注意的病例报告进行人工审核的时候生成。对 AER 数据基于常规监测或产品报告频率计算的失衡观察或分析偶尔也会被使用。最近，开始常规使用 MGPS 对 AERS 中数据进行数据挖掘或失衡分析评分以加强检测和信号探测的流程 案例报告的临床回顾通常被后续用于对数据挖掘中识别的潜在安全信号进行评估
数据库中用于定义报告失衡信号/信号的标准	基于方法学，理论上任何数据挖掘评分（EB05）>1.0 都是一个需要进一步调查的潜在信号。CDER/FDA 已经更多地常规使用 EB05 评分>2.0 来启动任何重要的调查 http://www.fda.gov/cder/aers/extract.htm
数据库中是否针对每例报告都有正式的因果关系评价？	否

美国–疫苗不良事件报告系统(VAERS)数据库

监管机构名称	美国食品药品监督管理局
网站	http://vaers.hhs.gov/
数据库名称(如适用)	VAERS(不良事件报告系统)
药物警戒数据库建立的年份	1990 年
数据库是否符合 E2B 的要求？	尚未
数据库中使用的医学术语	MedDRA
数据库中使用的药物字典	专用字典
数据库中包含的 ICSR 的总数	212 878
数据库中个例报告的总数	206 536
过去 3 年中收到的 ICSR 的数量	2006:大约 19 473 2005:大约 17 761 2004:大约 16 710
报告的来源国	国家自发性报告 国外病例报告(通常为来自生产厂家的严重非列出报告)

（待续）

（续表）

严重病例报告的比例	严重结局报告百分比为 14.5% 非严重结局报告百分比为 85.5%
报告来源	医疗保健专业人员 患者/消费者 来自制药公司的报告
数据库中的报告类型	自发报告 来自生产厂家的文献 干预性临床试验（以研究报告上报） 上市后研究报告（严重非列出的 AEs 　且 AE 和产品之间的因果关系存在 　合理的可能性）
数据库中的产品类型	疫苗
数据库中涵盖的开发期	获批后/上市后
这些信息（或这些信息中的部分信息）已公开或以信息自由（FOI）项目的形式可见？	是 http://vaers.hhs.gov/scripts/data.cfm
数据库使用的信号探测定量法	PRR MGPS
数据库中用于定义报告失衡信号/信号的标准	PRR>2 且 n>3 及卡方>4 EB05>2
数据库中是否针对每例报告都有正式的因果关系评价？	否

WHO（乌普萨拉监测中心）-Vigibase

监管机构名称	乌普萨拉监测中心
网站	http://www.who-umc.org/
数据库名称（如适用）	Vigibase（WHO 国际数据库）
药物警戒数据库建立的年份	1968 年
数据库是否符合 E2B 的要求？	是
数据库中使用的医学术语	WHO-ART 和 MedDRA
数据库中使用的药物字典	WHO 药物字典
数据库中包含的 ICSR 的总数	不适用
数据库中个例报告的总数	大约 4 000 000

（待续）

（续表）

过去 3 年中收到的 ICSR 的数量	2006:385 924 2005:451 189 2004:301 931
报告的来源国	来自于 WHO 药物监控项目成员国的 自发性报告
严重病例报告的比例	严重报告百分比 9.4% 非严重报告百分比 89.3% （未说明严重性的报告百分比 1.3%）
报告来源	医疗保健专业人员 患者/消费者 来自制药公司的报告（Vigibase 接受来 自能收到上述所有类型的报告的国 家中心的 ADR 报告）
数据库中的报告类型	主要为自发报告
数据库中的产品类型	（新）化学药品 生物医学制品 疫苗 血液制品 草药和顺势治疗药物
数据库中涵盖的开发期	获批后/上市后
这些信息（或这些信息中的部分信息）已公 开或以信息自由（FOI）项目的形式可见？	否
数据库使用的信号探测定量法	BCPNN
数据库中用于定义报告失衡信号/信号的 标准	使用 IC025 新近>0 以及按照 Stahl M, Lindquist M,Edwards IR 和 Brown EG 优先性逻辑学介绍所定义的优 先性选择作为 WHO 药物监测数据 库中信号探测的新策略 Pharmacoepidemiol Drug Saf 2004;13: 355-63.
数据库中是否针对每例报告都有正式的因 果关系评价？	是（WHO 相关性）

[1] ICSR 的数量包括组织收到的所有初始及随访报告。

[2] 一个个例报告是包含初始及随访报告的一个单一报告。

[3] 疫苗除外。

[4] 指除了易分解的血液制品以外的从血液中分离出来的医药产品。

[5] EudraVigilance 也包含了一个兽用药品的模块。

附录表 2　按照国家分层的数据库资源，列表是根据国际药物流行病学协会(ISPE)
成员所准备的一个非正式的列表而修订(始于 2005 年 1 月 27 日)

数据库	国家	网址
不列颠哥伦比亚医疗使用数据库	加拿大	http://www.gov.bc.ca/healthservices
人口健康研究系统	加拿大	http://phru.medicine.dal.ca
萨斯喀彻温省的健康数据库	加拿大	http://www.health.gov.sk.ca/
欧登塞大学流行病学数据库(OPED)	丹麦	http://www.sdu.dk/health/research/units/clinpharm.php
北日德兰药物流行病学处方数据库(PDNJ)	丹麦	http://www.clin-epi.dk
芬兰医疗记录连接系统	芬兰	
PEDIANET	意大利	http://www.pedianet.it
Sistema Informativo Sanitario Regionale Database –FVG region (FVG)	意大利	
医疗保险审核机构数据库(HIRA)	韩国	http://www.hira.or.kr
综合初级保健信息数据库	荷兰	http://www.ipci.nl
InterAction 数据库(IADB)	荷兰	
PHARMO 记录连接系统	荷兰	http://www.pharmo.nl
医药监测系统(MEMO)	苏格兰	http://www.dundee.ac.uk/memo
Healthcare Cost & Utilization Project(HCUP)	美国	http://www.ahrq.gov/data/hcup/
Healthcore(Wellpoint/Blue Cross/Blue Shield)	美国	http://www.healthcore.com
Henry Ford Health System(HFHS)	美国	http://www.henryfordhealth.org
HMO Research Network(HMORN)	美国	http://www.hmoresearchnetwork.org
IMS LifeLink	美国	http://secure.imshealth.com/public/structure/dispcontent 1 2779 1203– 1203–143 177 00.html

（待续）

IMS National Disease and Therapeutic Index	美国	http://www.imshealth.com/ims/portal/front/articleC/0,2777,6599_4 4000160_44022368,00.html
Ingenix Epidemiology – UnitedHealthcare	美国	http://www.epidemiology.com
Integrated Healthcare Information Solutions(IHCIS)	美国	http://www.ihcis.com
Kaiser Permanente Medical Care Programs	美国	http://www.dor.kaiser.org/
Kaiser Permanente Northwest	美国	http://www.kpchr.org/public/studies/studies.aspx
Lovelace Health and Environmental Epi Program	美国	http://www.lrri.org/cr/cpor.html
MarketScan	美国	http://www.medstat.com/1products/marketscan.asp
Medicaid Databases	美国	
Medical Expenditure Panel Survey(MEPS)	美国	http://www.ahrq.gov/data/mepsix.htm
National Ambulatory Medical Care Survey	美国	http://www.cdc.gov/nchs
National Death Index	美国	http://www.cdc.gov/nchs/r&d/ndi/ndi.htm
National Health and Nutrition Examination Survey	美国	http://www.cdc.gov/nchs/nhanes.htm
National Health Care Survey	美国	http://www.cdc.gov/nchs/nhcs.htm
National Health Interview Study	美国	http://www.cdc.gov/nchs/nhis.htm
National Hospital Discharge Survey	美国	http://www.cdc.gov/nchs/about/major/hdasd/nhds.htm
National Natality Survey	美国	http://www.cdc.gov/nchs
National Nursing Home Survey	美国	http://www.cdc.gov/nchs/about/major/nnhsd/nnhsd.htm
NDC Health's Intelligent Health Repository	美国	http://www.ndchealth.com/index.asp
Nurses Health Study	美国	http://www.channing.harvard.edu/nhs/
PharMetrics	美国	http://www.pharmetrics.com
Pregnancy Health Interview Study	美国	http://www.bu.edu/slone/

（续表）

Slone Survey	美国	http://www.bu.edu/slone/
Solucient	美国	http://www.solucient.com/
Surveillance Epidemiology & End Results（SEER）	美国	http://seer.cancer.gov/
Vaccine Safety Datalink	美国	http://www.cdc.gov/nip/vacsafe/
Veterans Administration Databases	美国	http://www.virec.research.med.va.gov
初级保健临床信息研究系统（PCCIU-R）	苏格兰	http://www.abdn.ac.uk/general_practice/research/special/pcciu.shtml
Base de datos para la Investigacion Farmacoepidemiologica en Atencion Primaria（BIFAP）	西班牙	ttp://www.bifap.org/
流行病学辞典中心	瑞典	http://www.sos.se/epc/epceng.htm#epid
常规操作研究数据库（GPRD）	英国	http://www.gprd.com/
IMS 疾病分析（MediPlus）	英国	http://research.imshealth.com
处方事件监测（PEM）数据库	英国	http://www.dsru.org/main.html
健康改善工作网（THIN）	英国	http://www.epic-uk.org/
BRIDGE Database of Databases	美国/欧洲	http://www.dgiinc.org/html/frameset.htm
波士顿合作药物监测项目（BCDSP）-GPRD	美国	http://www.bcdsp.org
案例-对照监测研究	美国	http://www.bu.edu/slone/
Constella 健康科学	美国	http://www.constellagroup.com/health_sciences/
弗朗明翰心脏研究数据库	美国	http://www.nhlbi.nih.gov/about/framingham/index.html
Harvard Pilgrim Health Care	美国	http://www.harvardpilgrim.org
医疗花费 & 使用项目（HCUP）	美国	http://www.ahrq.gov/data/hcup/
Healthcore（Wellpoint/Blue Cross/Blue Shield）	美国	http://www.healthcore.com/

（待续）

名称	国家	网址
Henry Ford 健康系统(HFHS)	美国	http://www.henryfordhealth.org
HMO 研究网(HMORN)	美国	http://www.hmoresearchnetwork.org
IMS LifeLink	美国	http://secure.imshealth.com/public/structure/dispcon-tent/1,2779,1203-1203-143 177 00.html
IMS 国家疾病和治疗指数	美国	http://www.imshealth.com/ims/portal/front/arti-cleC/0,2777,6599_440 00160_44022368,00.html
Ingenix 流行病学 - UnitedHealthcare	美国	http://www.epidemiology.com
综合医疗信息解决方案(IHCIS)	美国	http://www.ihcis.com
Kaiser Permanente 医疗保健项目	美国	http://www.dor.kaiser.org
Kaiser Permanente Northwest	美国	http://www.kpchr.org/public/studies/studies.aspx
Lovelace 健康与环境流行病学项目	美国	http://www.lrri.org/cr/cpor.html
MarketScan	美国	http://www.medstat.com/1products/marketscan.asp
医疗补助数据库	美国	
医疗支出模式调研(MEPS)	美国	http://www.ahrq.gov/data/mepsix.htm
全国非卧床患者医疗护理调查	美国	http://www.cdc.gov/nchs
国民死亡指数	美国	http://www.cdc.gov/nchs/r&d/ndi/ndi.htm
国家健康与营养检查调查	美国	http://www.cdc.gov/nchs/nhanes.htm
国家卫生保健调查	美国	http://www.cdc.gov/nchs/nhcs.htm
国民健康访谈研究	美国	http://www.cdc.gov/nchs/nhis.htm

（待续）

（续表）

国家医院出院调研	美国	http://www.cdc.gov/nchs/about/major/hdasd/nhds.htm
国家出生率调研	美国	http://www.cdc.gov/nchs
国家护理之家调研	美国	http://www.cdc.gov/nchs/about/major/nnhsd/nnhsd.htm
NDC 健康智能健康信息库	美国	http://www.ndchealth.com/index.asp
护士健康研究	美国	http://www.channing.harvard.edu/nhs/
PharMetrics	美国	http://www.pharmetrics.com
孕期健康访谈研究	美国	http://www.bu.edu/slone/
斯隆调查	美国	http://www.bu.edu/slone/
Solucient	美国	http://www.solucient.com/
流行病学监测和最终结果（SEER）	美国	http://seer.cancer.gov/
疫苗安全数据链	美国	http://www.cdc.gov/nip/vacsafe/
退伍军人管理局数据库	美国	http://www.virec.research.med.va.gov

四、流行病学研究

附录表3 流行病学研究

研究类型	推论水平	研究类型示例	可能的推论
观察法	非推理性（描述性）	病例报告	相关性的建议
	人群个体	监测（发病率,死亡率）	记录基线疾病负荷,探索性假设
		生态学（相关性研究）	暴露与疾病之间相关性的粗略验证
		横断面	不考虑潜在因素的,暴露（或标志物）与疾病之间的相关性
		病例-对照	随着对潜在因素的深入理解的,暴露（或标志物）与疾病之间的相关性;罕见疾病
		队列	随着对潜在因素的深入理解的,暴露（或标志物）与疾病之间的相关性;罕见暴露
实验法	个体	随机对照试验	药物暴露与疾病/反应的发生之间的关系的"无偏倚"评价

附录表4 主要流行病学研究设计

研究设计	主要特点
队列研究	在暴露于药物或疫苗的基础上招募受试者;AEs的比较发生率
病例-对照研究	在存在疾病或其他结果的基础上招募受试者;计算OR的相关性
巢式病例-对照研究	从预先存在的队列中选择病例和对照;RR的更有效估计
病例队列研究	病例-对照产生变化,对照与病例不匹配,但在随访开始时为随机选择（且对照可能成为病例）
病例交叉研究	当短时暴露导致急性、罕见的结果一过性增加时,采用的病例-对照变化
病例-时间-对照研究	病例交叉校正,试图从药物效应中分离时间效应
病例覆盖研究	本质上是一个以整体人群（包括病例）作为对照的不匹配的病例-对照设计

（待续）

（续表）

研究设计	主要特点
自身对照病例系列	在不同时间段,使用病例作为其自身对照;比较暴露期间的比率和非暴露期间的比率
登记研究	持续收集或反复收集可以追溯到的特定人口基数的常规疾病或药物/疫苗的特异性数据
荟萃分析	个别缺乏足够效力证明一些小而有重要影响的多项研究结果的统计组合
处方事件监测	非干预性;英国药品上市后监测的观察性队列
药物利用研究	社会中,药物的处方、分发、给药、销售和社会消耗的研究,重点是由此产生的医疗、社会和经济后果
大样本简单安全性研究	使用更加简单的方案,数据采集和分析技术开展随机化临床试验的方法;模拟临床实践;获益–风险的进一步评价

五、疫苗和药品信号探测需要考虑的几点不同

疫苗和药物所使用的信号探测方法和途径存在很多重叠。尽管如此,疫苗仍存在一些需要特别注意的重要的不同。此附录简要地列出了一些在对预防性疫苗进行信号探测时需要考虑的几点。

疫苗的开发及其许可后的使用情况导致其存在一些特殊的情形。总的来说,疫苗许可前的试验大体上都比药物的人群规模更大,因此更能发现比较罕见的不良事件。

全球免疫和安全信号的公众沟通

为了保证疫苗的安全性,需要建立严格的信号探测工作制度。监管机构经常要求学校加入疫苗接种或者由于一些其他的原因要求疫苗接种,结果导致疫苗的覆盖率超过了 90%。这种情况有时候被称为"全球免疫"。全球免疫项目已经成功地控制或消除了多个感染性疾病。然而,由于科学数据薄弱而出现的一些大众的接种后不良事件（AEFI）导致了一些担忧从而出现了疫苗接种率的大幅下降以及随后的疫苗可预防疾病发病率的上升[1]。如果缺乏可选择的其他疫苗则会加重这种情形。因此,对于未确定的疫苗安全性信号的公众沟通应该

考虑到对接种覆盖率和获益(如不良事件病例确认)的影响以及任何其他信号沟通的风险。

标准年龄对接种疫苗的影响

儿科疫苗经常被推荐用在某些特定的年龄,主要是用于健康的婴儿和儿童。多种疾病或情况有特定的发病年龄,会在同时期或接近的时期发生,这个时期也存在推荐的免疫接种。尽管疫苗接种和疾病之间缺乏因果关联,但可能会观察到时间上的相关性。举例来说,一个疾病发病和诊断的中位年龄在 15 个月,这个疾病与 15 个月时推荐的疫苗接种不存在因果关联,我们仍预期至少收到一个关于这个疾病与疫苗接种相关的自发性报告。一些调查者或公众成员可能会假定二者之间存在因果关联,即使并不存在任何因果联系。从另一方面来说,接种的推荐年龄和疾病自然发病本身为同一时期发生并不能自动排除因果关系或触发效应,按照现有信息完整度的不同可能需要进行进一步的调查。

疫苗接种的环境

疫苗接种的环境可能和药物会有些不同,比如在接种诊所、药房及学校等公众环境下通常是没有医生的。因此,这些环境下接种后不良事件报告的性质在数量和质量上相对于传统的药物给药或处方的环境会有所不同。比如在大规模的接种项目中可能存在群发的血管迷走性晕厥发作,一些出现晕厥的发作可能会被错误地报告为缺乏医学确认的其他更严重的情况[2]。相反的,一个新的严重不良事件可能最初会在大规模的接种活动中被注意到,就像 1976 年在美国发生的猪流感疫苗接种后出现的格林巴利综合征。

减毒的病毒或细菌疫苗

与药物形成鲜明对比的是,一些由灭活的病毒或细菌组成,这些病毒或细菌本身会导致轻度的感染从而诱发保护性免疫。在极少的情况下,这些疫苗导致的感染会引起严重的疾病。这些感染的调查是很重要的。基于 DNA 的技术或者其他方法,进行病原体的鉴定以及确定其是疫苗株或培养的"野生型"对于确定疫苗和不良事件之间的关联是很关键的。

包含抗原或非抗原属性的疫苗成分

疫苗中的抗原是为了诱发接种者的保护性免疫反应。然而,也存在接种可能会诱发非意图的和病理性免疫或自发免疫反应(如麻疹–腮腺炎–风疹疫苗接种后免疫性血小板减少性紫癜)的可能性。此外,疫苗包含的抗原作用以外的成分,如用于增强对疫苗抗原、杀菌剂和稳定剂的免疫应答的佐剂,可能会导致与那些药物相关的不良事件不同的不良事件。这些成分可能存在于预防各种疾病的不同的疫苗中,应在数据分析的过程中考虑这些潜在的可能。

复合成分的疫苗及同时接种多种疫苗

疫苗不仅是固定复方的剂型[如白喉–破伤风–百日咳(DTP)]疫苗,也经常是多种疫苗在不同的身体部位同时接种。因此,在一个疫苗与一个不良事件相关的情况下,很难决定多个同时接种的疫苗中的哪一个与不良事件相关。依靠分析方法,合并接种的疫苗可能被怀疑与不良事件有关(举例来说,如果使用自动的信号探测方法,DTP 疫苗可能会被发现与脊髓灰质炎相关,尽管这个疾病是由于同时口服的脊髓灰质炎疫苗导致的)。

数据分析问题

监管机构和疫苗的生产厂家维护的自发不良事件数据库在规模、产品多样性、病例特征和覆盖的国家上存在着不同。自发性不良事件报告数据库可能只包括疫苗,如美国的疫苗不良事件报告系统(VAERS),或既包含疫苗又包含药物(如欧盟的 EudraVigilance)。根据信号探测任务和使用方法的类型,以及询问的科学性问题的不同,这两种数据库中的一种可能会比另外一种做的更好。在仅包括疫苗的数据库中,特别是生产厂家的数据库,一个疫苗可能有相对大比例的不良事件报告,而这可能会导致分析的偏离。在药物–疫苗的数据库中,药物报告通常比疫苗报告的数量多很多,分析时应该相应地考虑这个因素。本附录中也描述了接受疫苗和接受药物的人群的一些普遍的不同。在美国数据库中,疫苗和药物的严重不良事件的比例存在着本质上的不同,疫苗为 15%,比药物要高很多(药物的百分比随着电子报告系统的广泛实施会有所下降)。把这些不同的数据库结合到一起进行分析显然是有问题的,应该考虑可能存在的偏离和混淆因素仔细进行分析。可能会影响信号探测的疫苗和药物另一方面的不同是药物的数量比疫苗要多很多。另外,在美国,不良事件报告系统(AERS)中来自生产厂家的不良事件报告的比例比 VAERS 中要大得多。这可能会导致公司数据库和 VAERS 的信号探测与公司数据库和 AERS 的信号探测相比存在更大的不同;类似的情况有而存在于其他国家或者地点。此外,根据报告来源的不同,报告的质量和获得进一步随访信息进行信号评估的可能性也会不同。

分析中额外需要考虑的问题包括:全球免疫的情况下,使用未接种人群作为比较组的信号检测和分析模式应考虑到未接种人群可能只是少数人群的可能,这些人群在所关注的不良事件的相关性方面与接种人群存在着不同。这种潜在的混淆因素应进行明确的处理。此外,由于疫苗接种者比接受药物的人更健康,因此适应证的混淆因素在药物的信号探测中相对于疫苗来说是一个更大的问题。另外,疫苗通常用于儿童人群,而药物通常用于年龄较大的人群。这些不同可能会影响到恰当的比较组及分析方法的选择。

在任何疫苗不良事件的分析中,需要考虑的混淆因素或偏倚的来源包括(但不限于)年龄、性别、种族/种族特点、季节(如,对流感疫苗)、日历时间和国家/地区;此外,考虑事件的严重性通常是有意义的。

按照种类、品牌或批次的可能分析

是否对同类型的疫苗一起和(或)单独进行分析是一个很重要的决定。如,在一年中的流感季节,对所有的灭活流感疫苗进行联合分析和(或)对一个品牌的疫苗单独进行分析都可能会发现格林巴利综合征和流感疫苗之间存在关联的信号。此外,对疫苗不同批次的分析是可能的,而且可能作为常规监测或存在潜在群发事件或其他批次安全性问题的情况下使用。

每个人接种每个疫苗的剂量

特定的疫苗通常是通过一系列的小剂量接种于个体(很少超过一年 4 次,通常更少)。相反地,很多药物至少是每天使用的,而且经常延长使用时间。疫苗不频繁的给药方案和长期的免疫诱导,使得对药物安全性评价使用的去激发在疫苗的评价中通常是不适用的;同样的,与药物相比,疫苗的再激发的机会更少。涉及疫苗的安全性分析需要考虑这些不同。自我对照方法学,即个体接受的药物有"暴露"和"非暴露"的时间窗,对时间窗的不良事件发生率进行比较,在假设测试、信号评估和可能性的探测方面存在明显的优势。对于使用更频繁的药物来说,对药物开始使用之后的"非暴露"时间窗所适用的分析可能会非常少。

自动的信号探测

自动信号探测(有时称为"信号挖掘")使用的越来越多。自动信号探测除了上面提到的[6,7]之外还有一些特殊需要考虑的因素。在包含药物和疫苗不良事件报告的数据库中,调查者在选择比较组时应仔细考虑。例如,比较组中包含药物可能会导致与一类疫苗有关(如发热)的疫苗不良事件信号的检测,也可能会识别出错误的信号(如婴儿猝死综合征),或识别已知的轻度可预期的与接种有关的反应(如注射部位反应)。然而,简单地限制对疫苗的分析并不能解决所有问题,在上面的"数据分析问题"部分和其他部分中提到的问题(如解决由年龄、多个疫苗集中接种和其他因素导致的可能的混淆)都应被考虑到。在进行自动信号探测时采用一些疫苗单独的分析和其他一些也包含药物的分析是恰当的。

参考文献

［1］McIntyre P, Leask J. Improving uptake of MMR vaccine. British Medical Journal. 5 April 2008, 336(7647):729–30.

［2］Clements CJ. Mass psychogenic illness after vaccination. Drug Safety, 2003, 26(9):599–604.

［3］Langmuir AD et al. An epidemiologic and clinical evaluation of Guillain–Barré syndrome reported in association with the administration of swine influenza vaccines. American Journal of Epidemiology, 1984, 119:841–79.

［4］Farrington CP. Control without separate controls: evaluation of vaccine safety using case–only methods. Vaccine. 7 May 2004, 22(15–16):2064–70.

［5］Davis RL et al. Active surveillance of vaccine safety: a system to detect early signs of adverse events. Epidemiology. May 2005, 16(3):336–41.

［6］Iskander J et al. The VAERS Team. Data mining in the US using the Vaccine Adverse Event Reporting System. Drug Safety, 2006, 29(5):375–84.

［7］Banks D et al. Comparing data mining methods on the VAERS database. Pharmacoepidemiology and Drug Safety, September 2005, 14(9):601–9.